Moni Port · Philip Waechter
Sie müssen den Schmerz wegatmen!

Moni Port · Philip Waechter

Sie müssen den Schmerz wegatmen!

Das Rückenschmerzentrostbuch

KEIN & ABER

Eines Morgens …

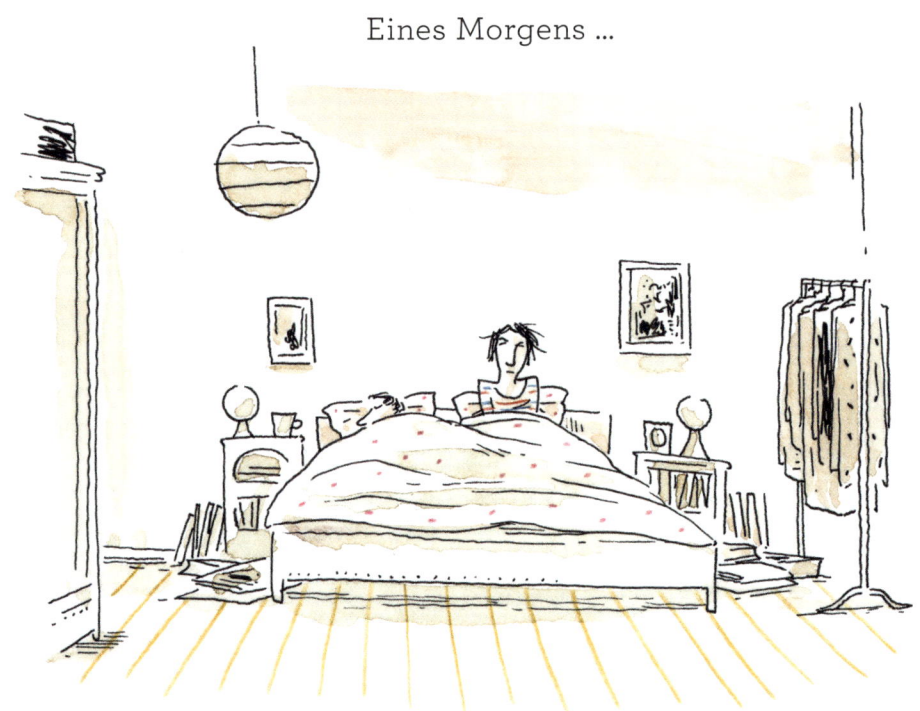

Rückenschmerzen

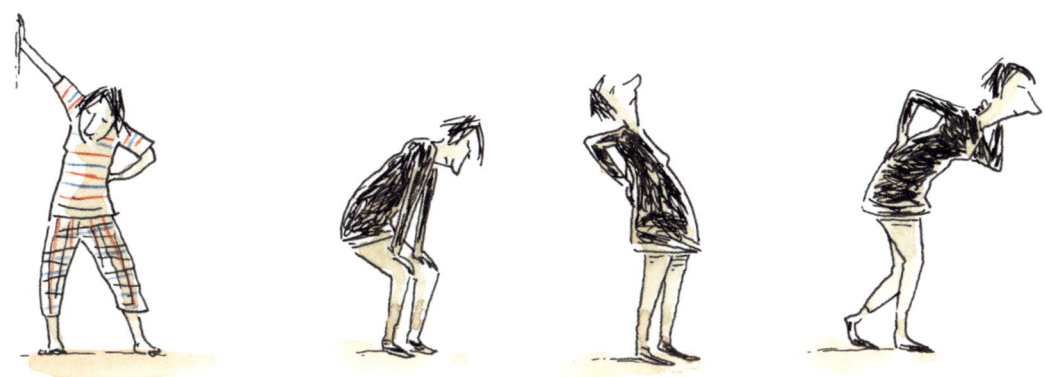

Am darauffolgenden Tag ...

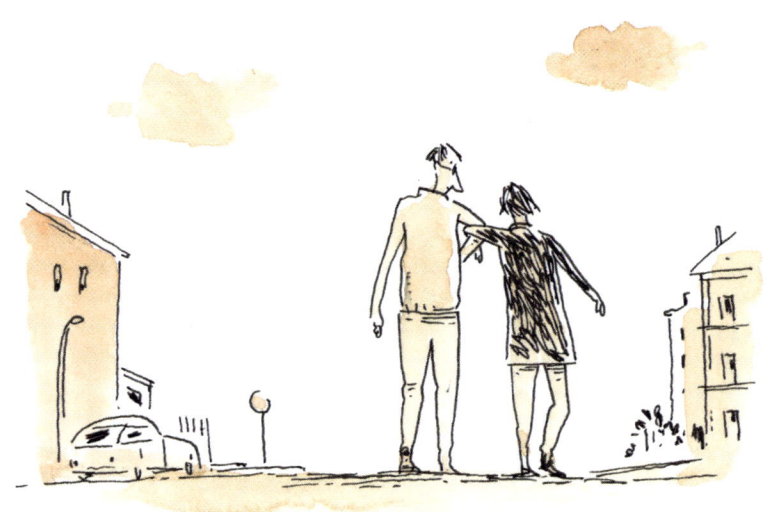

1 Woche später ...

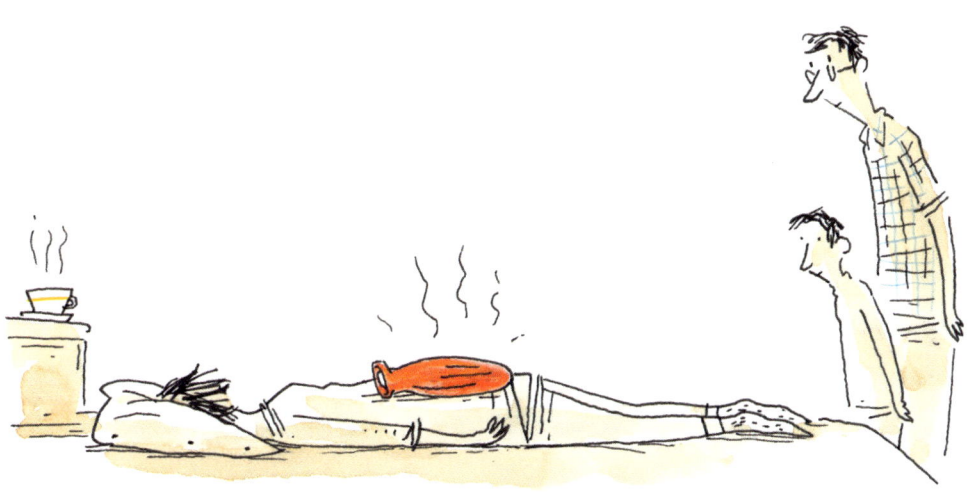

»Ich glaub, ich kann mich nicht mehr alleine umdrehen!«

Probleme

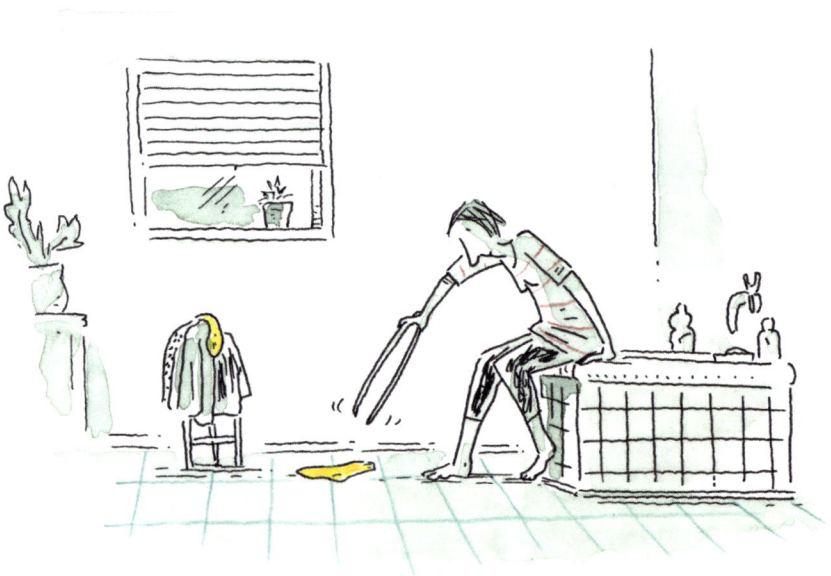

»Gleich ...«

Gesagt, getan

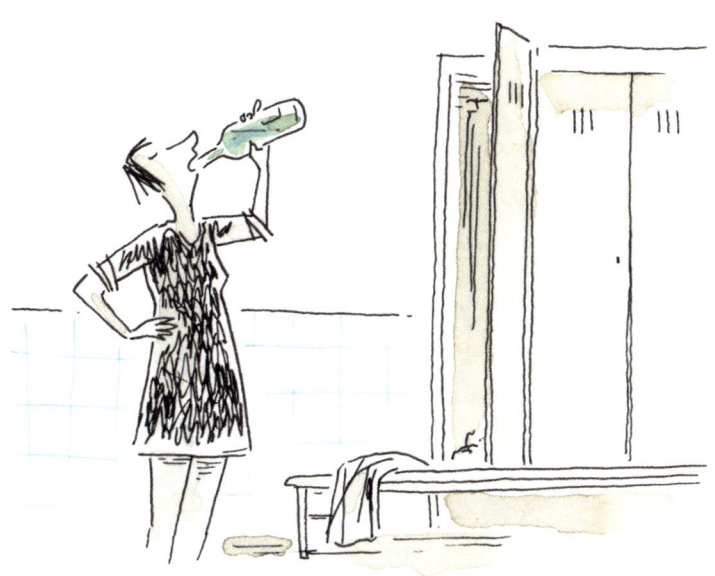

Der Partner hilft, wo er kann

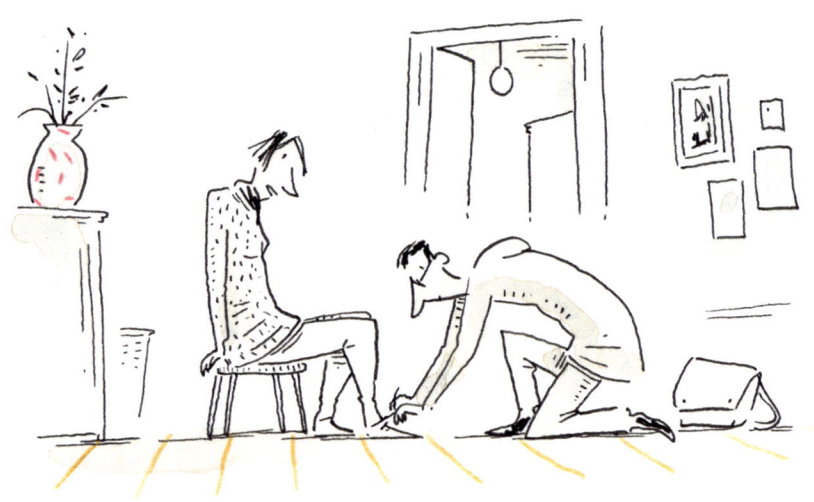

»Nicht so fest. Und Doppelknoten, bitte.«

Der Sohn hilft, wo er kann

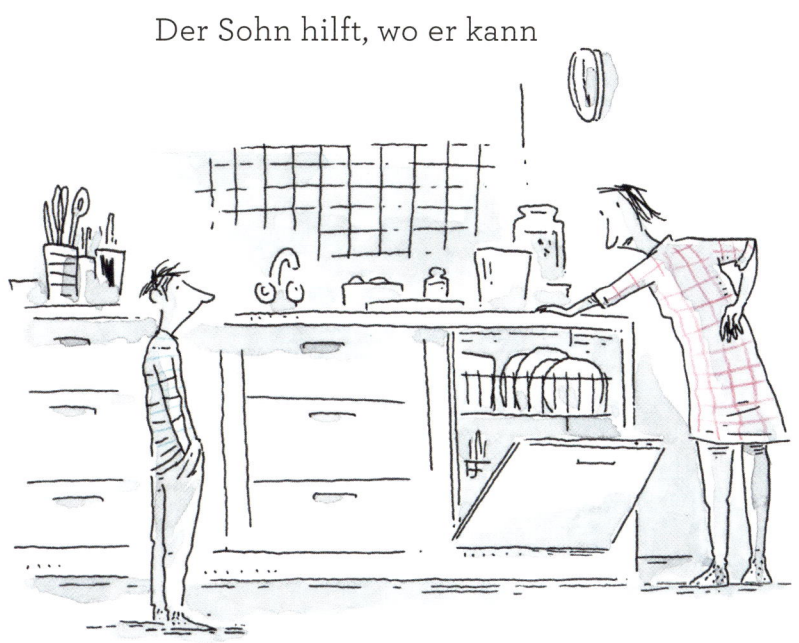

»Kannst du bitte die Spülmaschine ausräumen?«

Es wird nicht besser

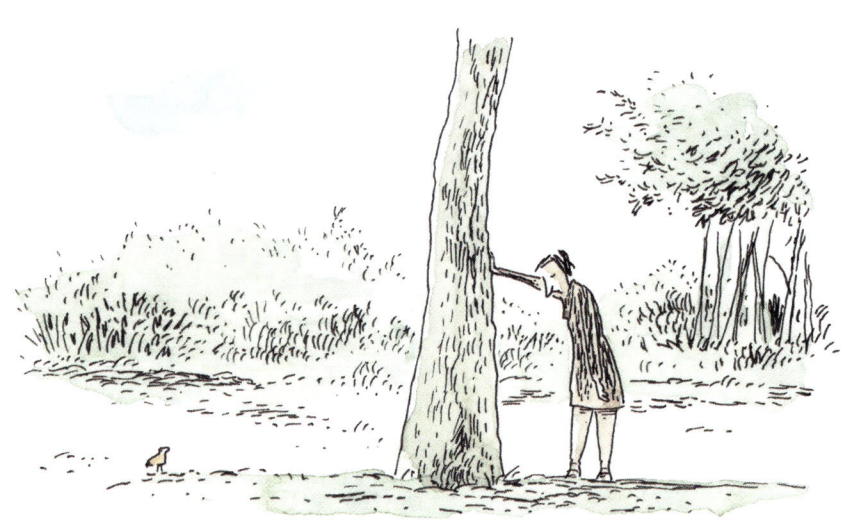

Wieder beim Orthopäden

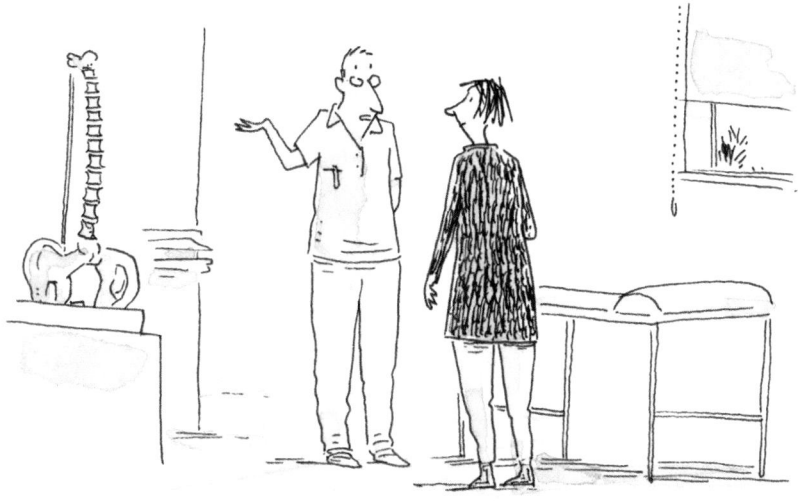

»Ich habe immer noch schreckliche Rückenschmerzen!«
»Ich verschreibe Ihnen ein Schmerzmittel, damit Sie sich weiterhin bewegen,
sonst verfallen Sie in eine Schonhaltung.«

Neue Begriffe lernen

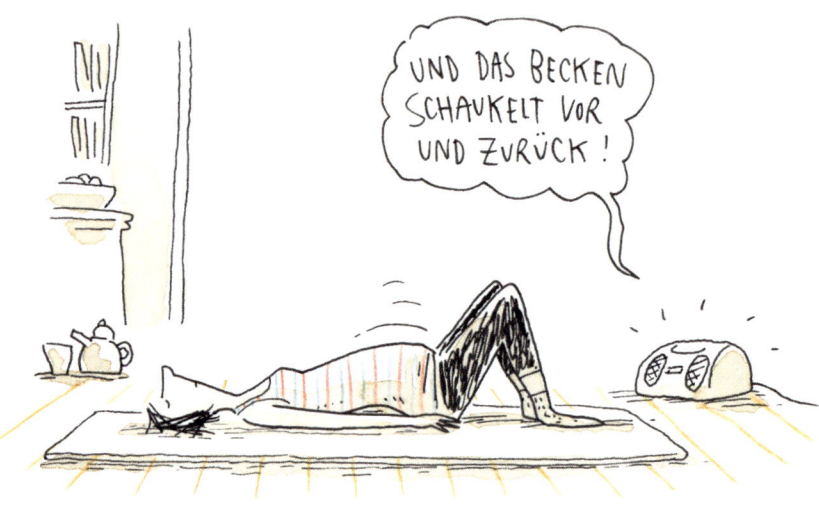

»Beckenschaukel«

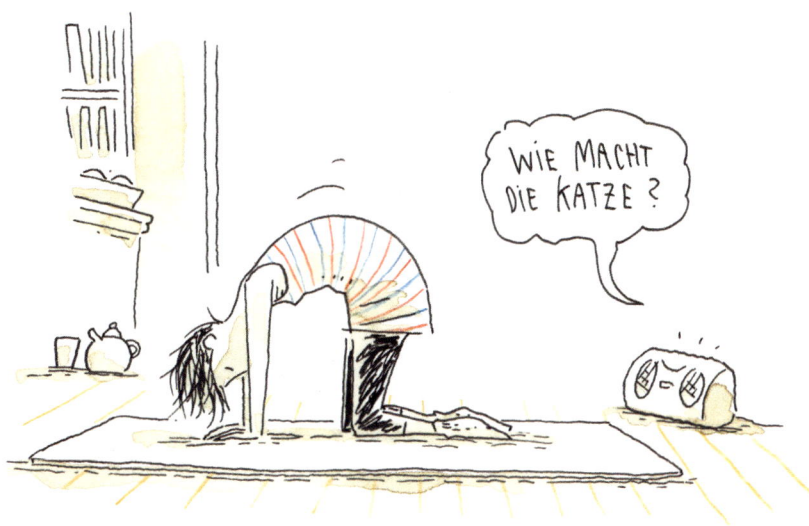

»Katzenbuckel«

Bei der Krankengymnastik

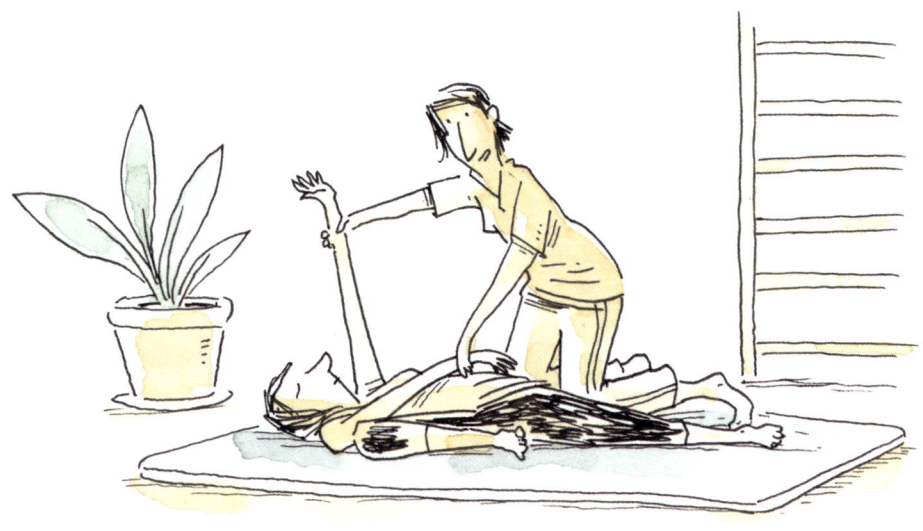

»Es ist nicht die Bandscheibe, lassen Sie sich nix erzählen, es ist definitiv der Muskel.
Einfach Wärmflasche drauf, das entspannt den Muskel.«

Beim Osteopathen

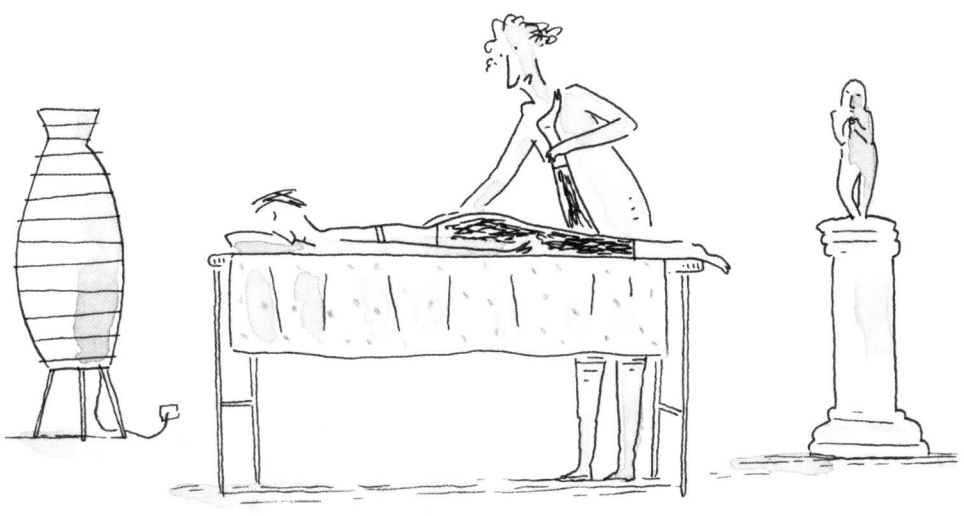

»Es ist nicht der Muskel, es ist der Nerv!
Kälte drauf, mit Wärme feuern Sie die Entzündung an!«

Gymnastik

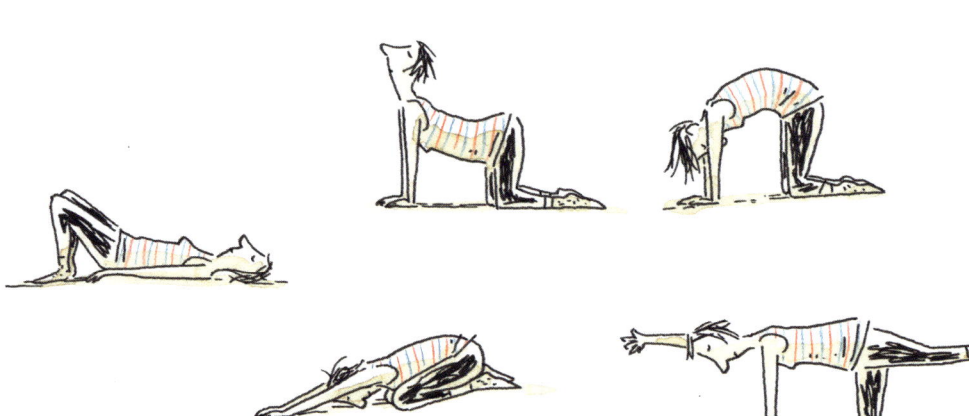

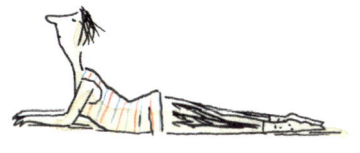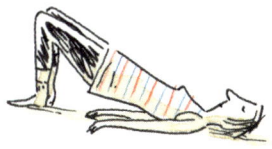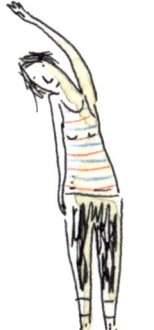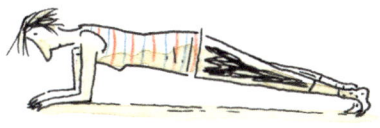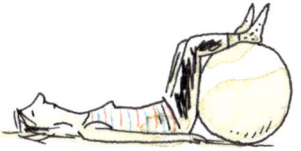

Die Tücken des Alltags

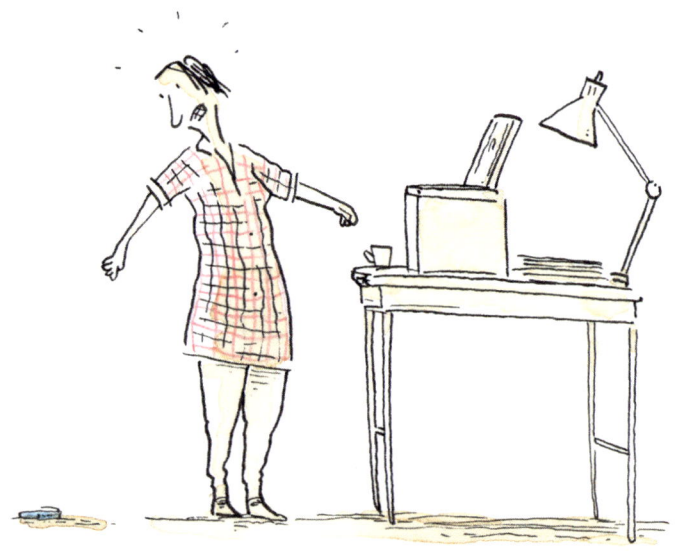

»Mist, mein Stift ist runtergefallen.«

Neue Orthopädin

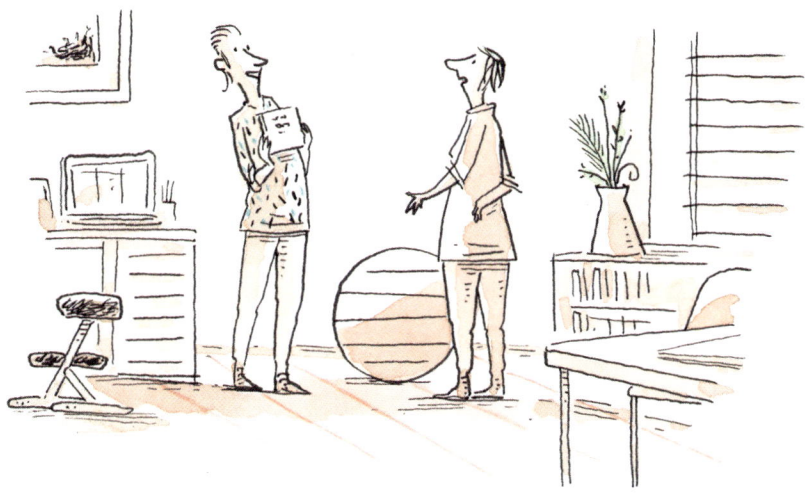

»Ich habe seit Wochen schlimme Schmerzen im unteren Rücken!«
»Bewegen Sie sich. Ich verschreibe Ihnen ein Schmerzmittel, und hier ist eine DVD mit Rückenübungen.« »Aber ich nehme doch schon so lange Schmerzmittel.«
»Dann verschreibe ich Ihnen einen Magenschutz.«

Nach dem MRT, die Krankenschwester hat gute Laune

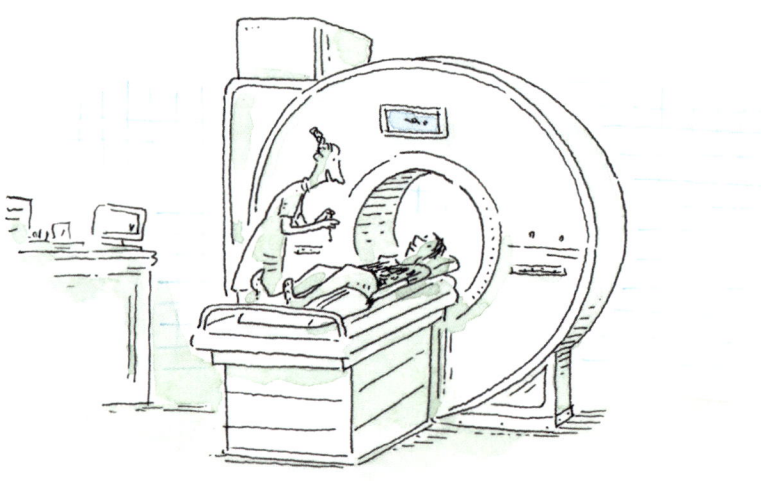

»Ziehen Sie aus dem Schmerz des Lebens auch einen Glücksgewinn.
Jetzt haben Sie DIE Möglichkeit, ALLES in Ihrem Leben zu verändern!«

Beim Osteopathen

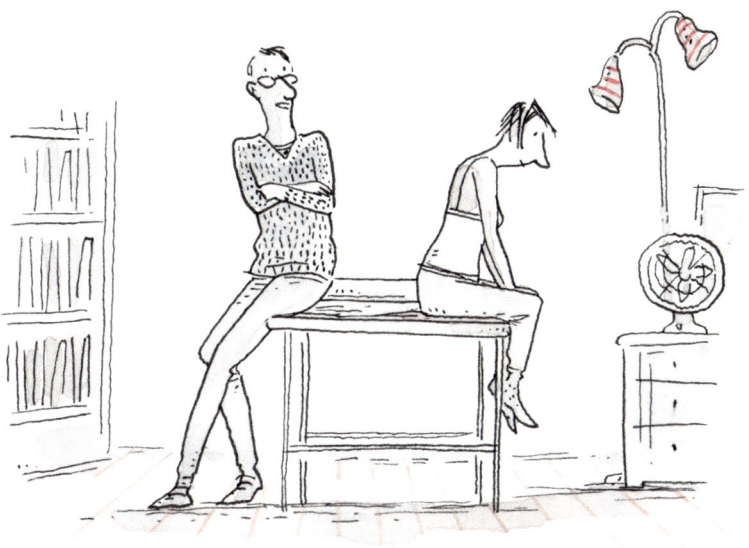

»Rücken hat ja immer auch psychologische Ursachen. Rücken ist ja IMMER Kopf.«

Ratschläge 1

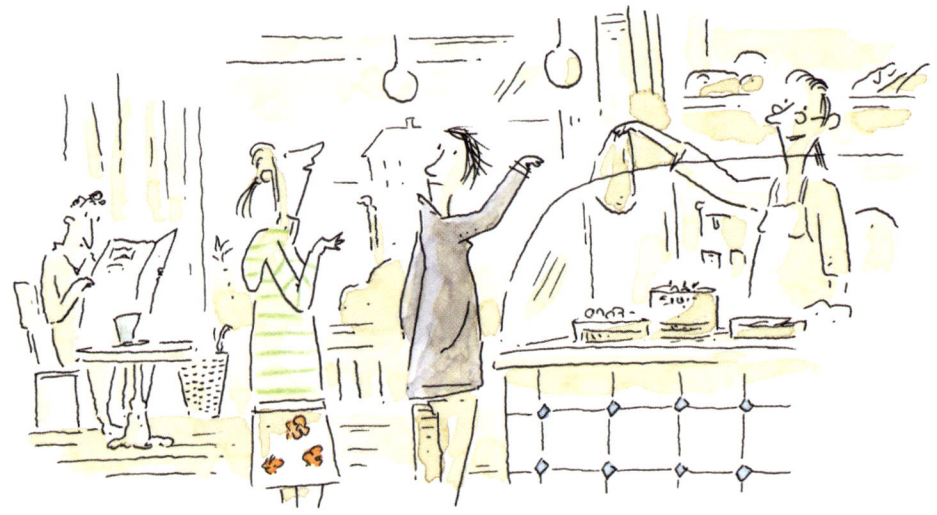

»Sie sollten entgiften, das hilft gegen alles.
Aber lassen Sie sich bloß nicht operieren, da kann so viel schiefgehen.«

Ratschläge 2

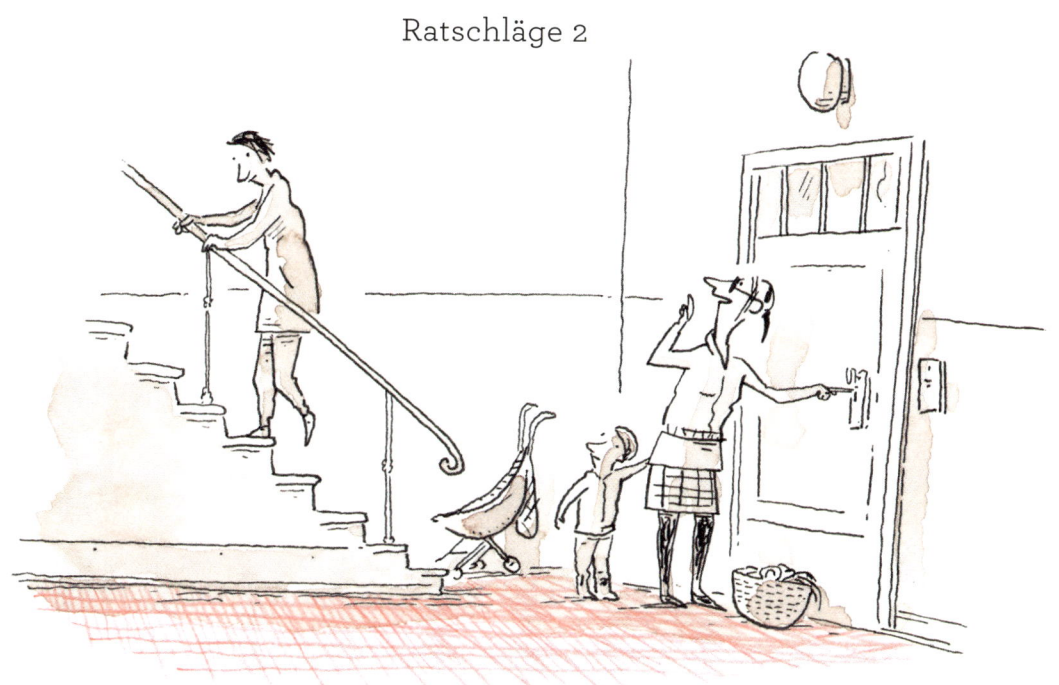

»Warte bloß nicht zu lange mit dem Operieren, sonst schädigst du die Nerven.«

Plötzlich Zielgruppe

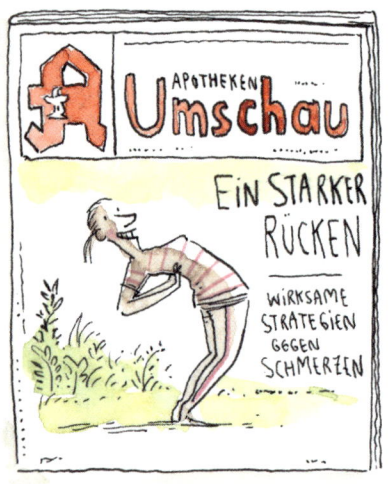

»Nie mehr Rückenschmerzen! Gewusst, wie.«

Sanitätshaus Pauli

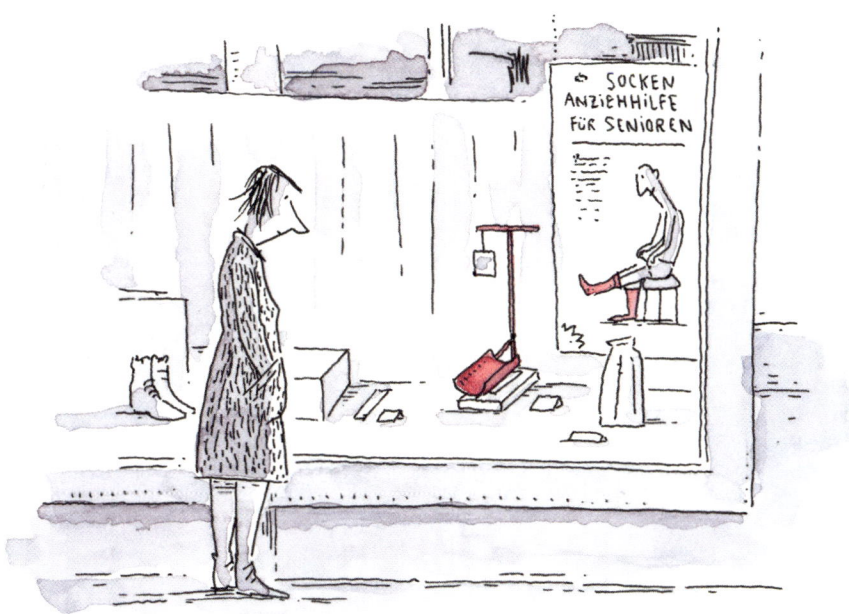

Am Morgen. Schmerzfreie Position gefunden

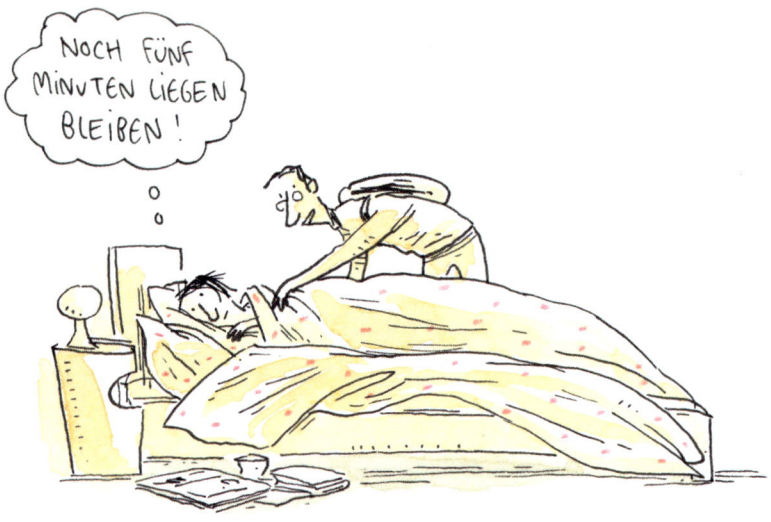

»Ich bin dann weg, zur Arbeit.«

Am Abend

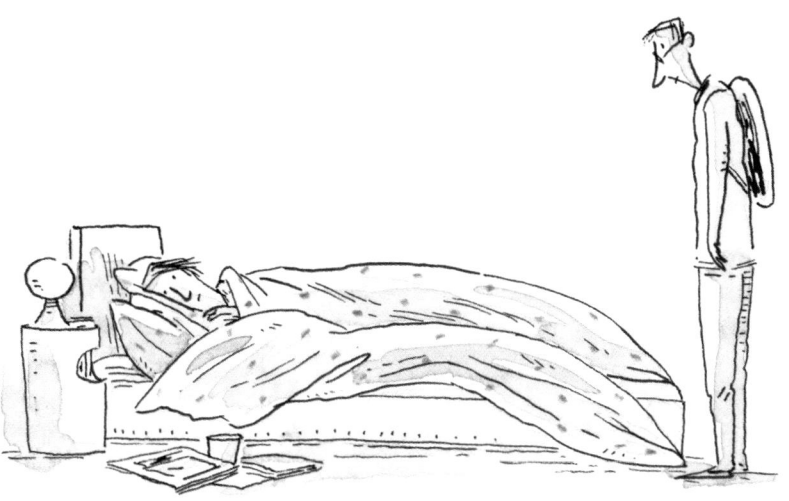

»Wie war dein Tag?«

Gedanken im Wartezimmer

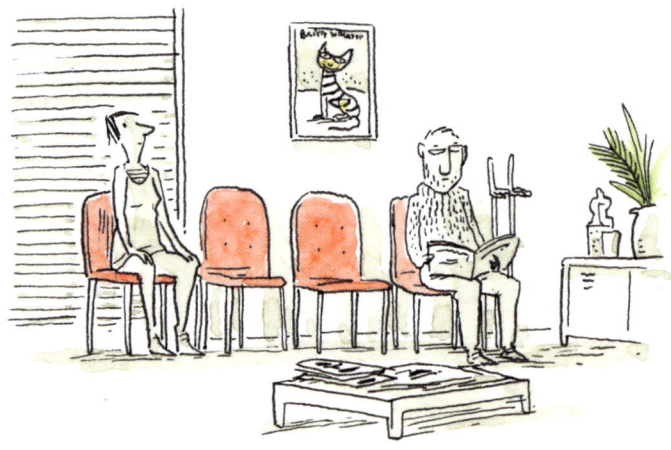

»Dieser muss mir helfen. Jetzt bloß nicht hypochondrisch wirken, nicht wehleidig. Ernst soll er mich nehmen. Klar muss ich rüberkommen, aber auch nicht zu gesund. Aber auch nicht zu empfindlich. Glauben soll er mir ...«

Orthopäde Nr. 3

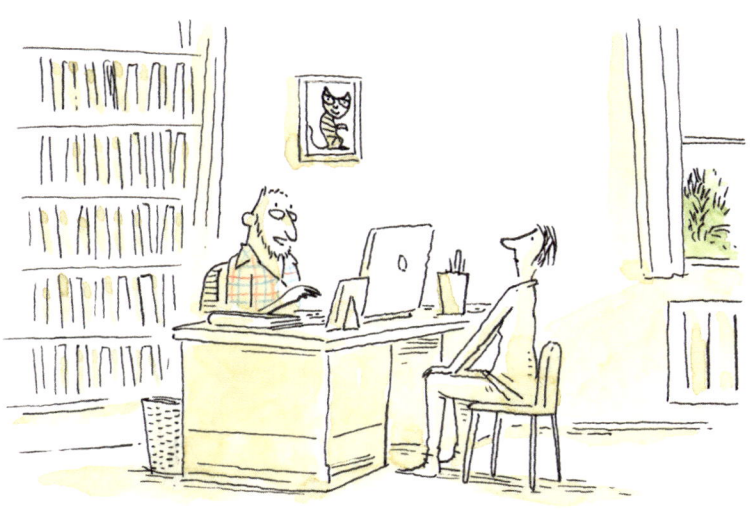

»Es kann gut sein, dass Sie gar keine Schmerzen mehr haben, und Sie sich die Schmerzen einfach nur einbilden. Es gibt nämlich ein Schmerzgedächtnis ...«

Bücher kaufen

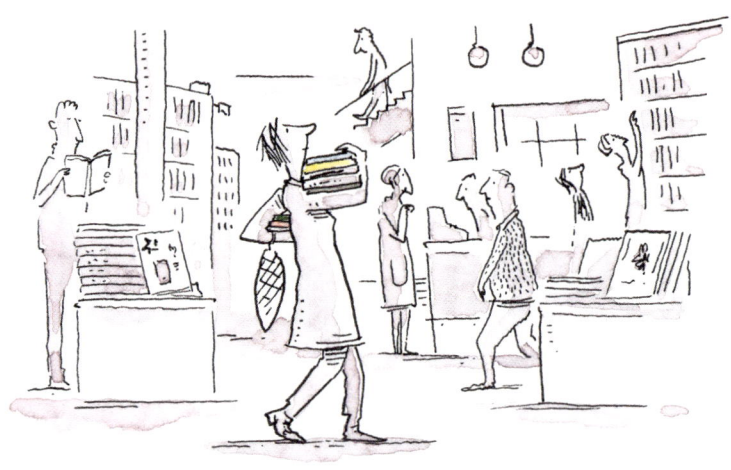

* DIE ARTHROSELÜGE,
TREFFEN SICH ZWEI KNOCHEN,
GYMNASTIK FÜR DIE
LENDENWIRBELSÄULE,
GELENKSCHMERZEN
ÜBERWINDEN,
RÜCKENAKUTTRAINING,
PIRIFORMIS-SYNDROM,
ISG-SCHMERZEN SELBST
BEHANDELN,
PILATES, GRÖNEMEYER ...

»Eigentlich darf ich gar nicht so schwer heben ...«

Bücher lesen

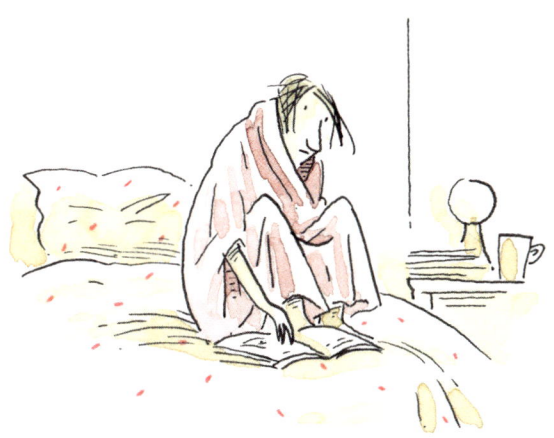

»Kurkuma hilft gegen die Entzündungen!«

Bei der Massage

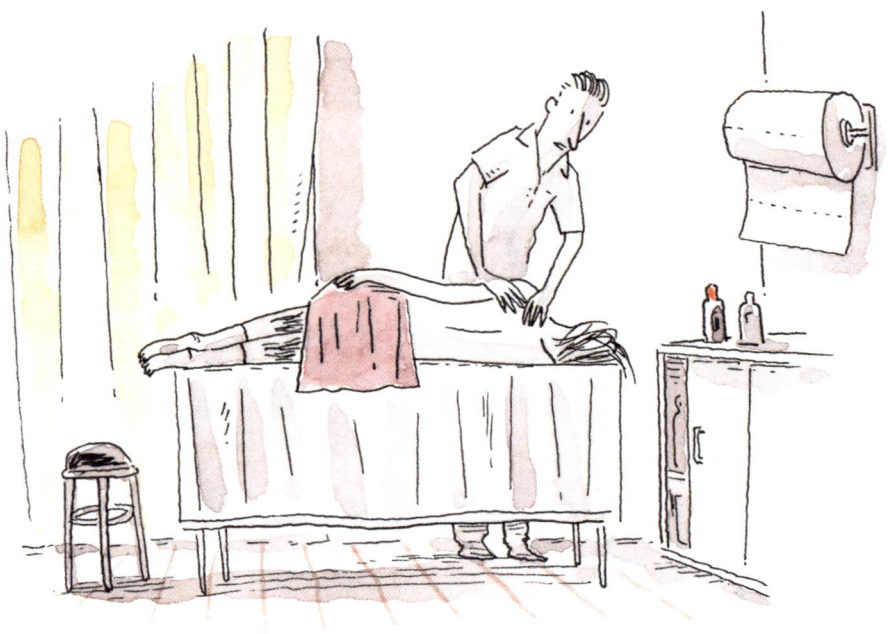

»Tragen Sie zu viel Verantwortung? Die Sorgen sitzen ja oft im Kreuz.«

Immer noch bei der Massage

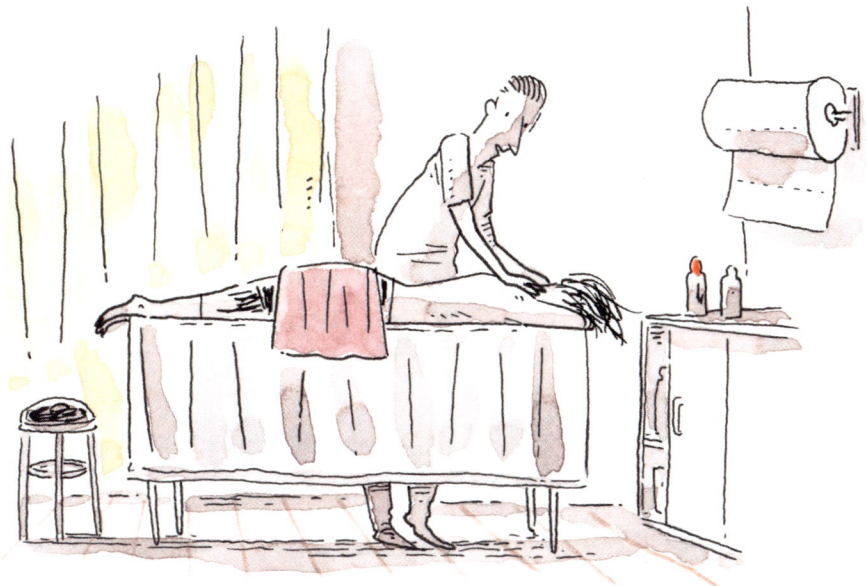

»Vielleicht sollten Sie auch mal Ihren Beruf überdenken? Ich zum Beispiel mache gerade eine Weiterbildung zum Barista. Ein kleines eigenes Café, das wäre mein Traum.«

Ratschlag eines Freundes

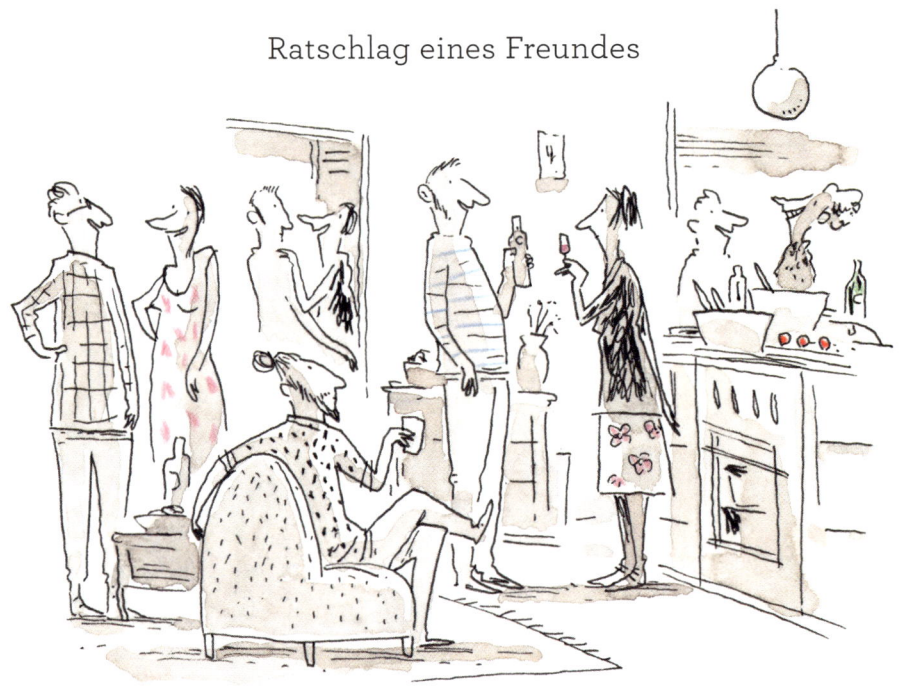

»Hast du es mal mit mehr Sex versucht? Sex hilft. Das entspannt den Beckenboden!«

Ratschlag einer Freundin

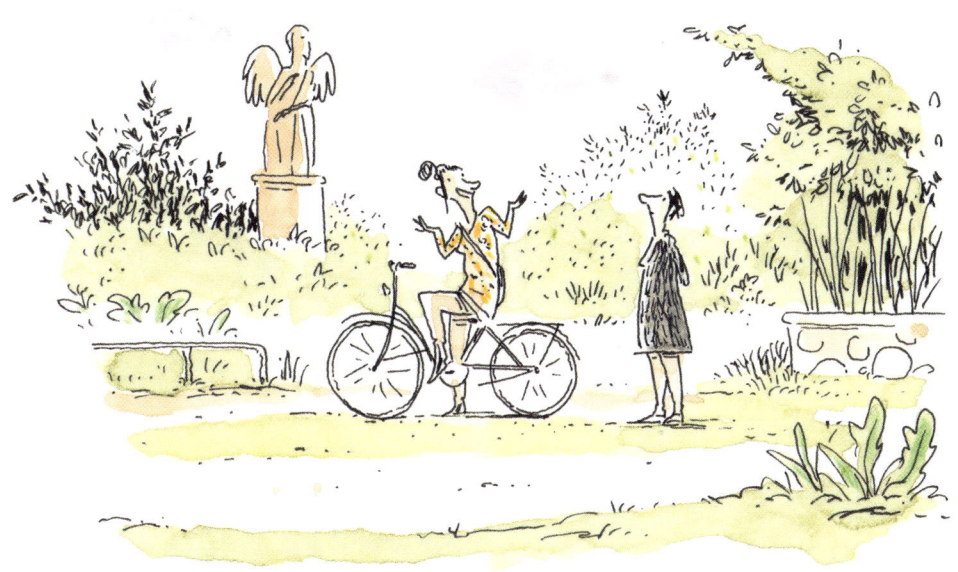

»Vielleicht musst du den Schmerz einfach annehmen!«

Ratschläge von Fremden

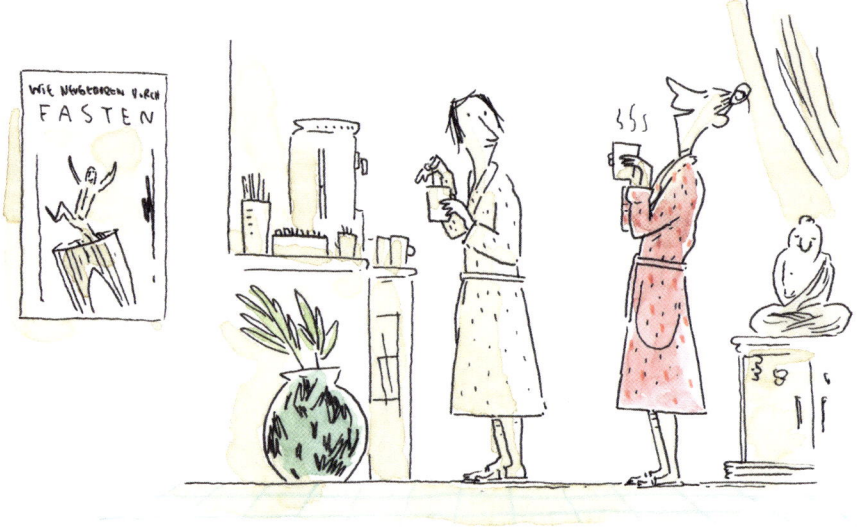

»Sie müssen Ihren inneren Keller entrümpeln,
dann verschwinden auch sofort Ihre Rückenschmerzen!«

Noch mehr Ratschläge

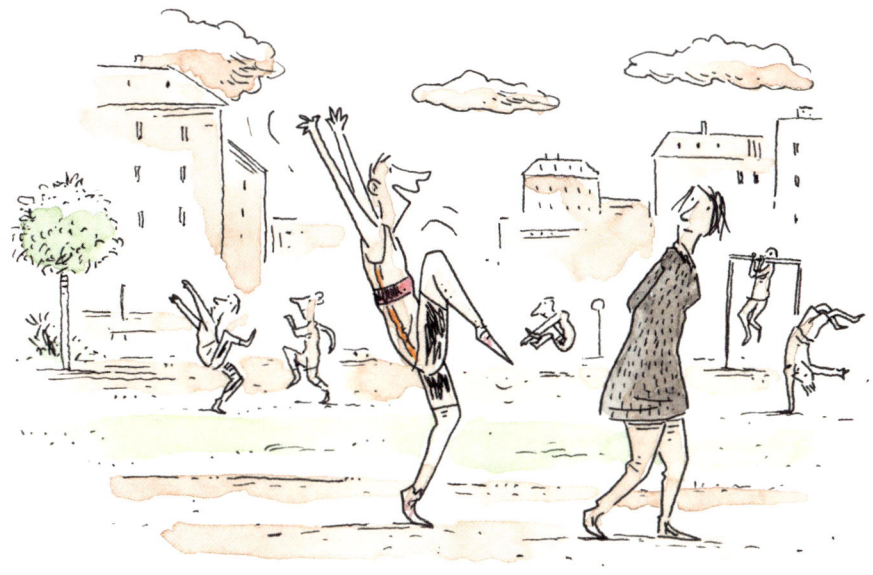

»Du musst Gymnastik machen, aber richtig! Nicht nur so ein bisschen.«

Mit Ärzten reden 1

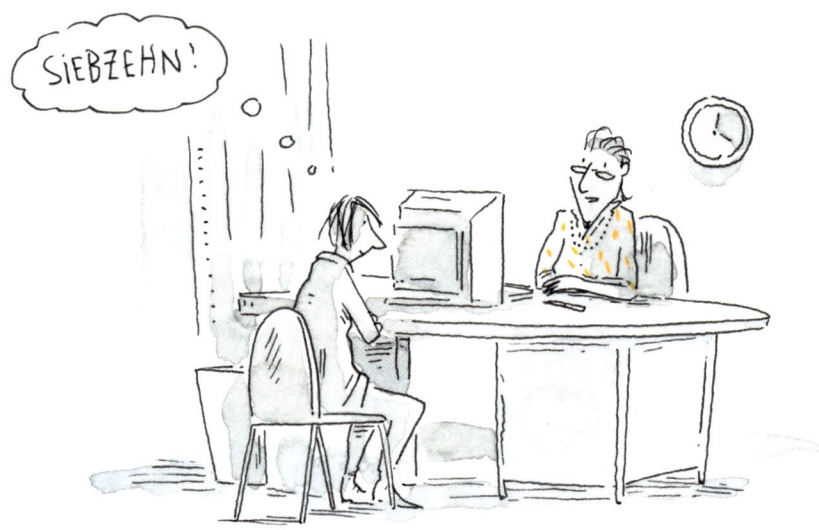

»Auf einer Skala von eins bis zehn, und zehn wäre die Geburt Ihres Sohnes, wie weh tut Ihnen der Rücken?«

Mit Ärzten reden 2

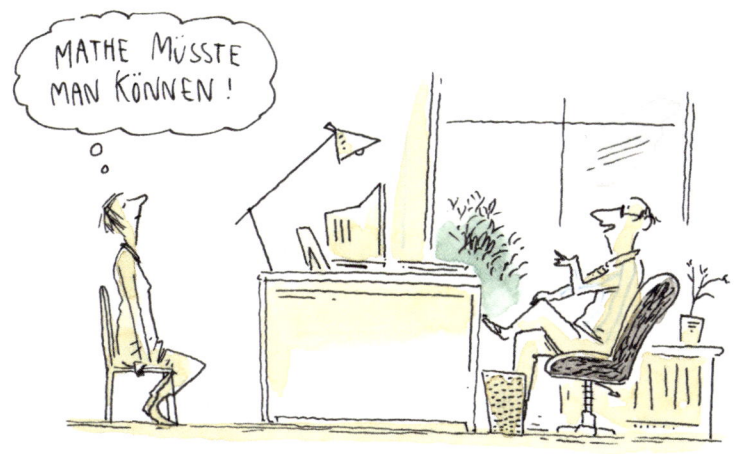

»90 Prozent aller nichtoperierten Patienten sind nach einem Jahr genauso schmerzfrei wie operierte Patienten. Operierte Patienten sind nach dem Eingriff meist nach 3 Monaten zu 80 Prozent schmerzfrei.«

Begegnungen

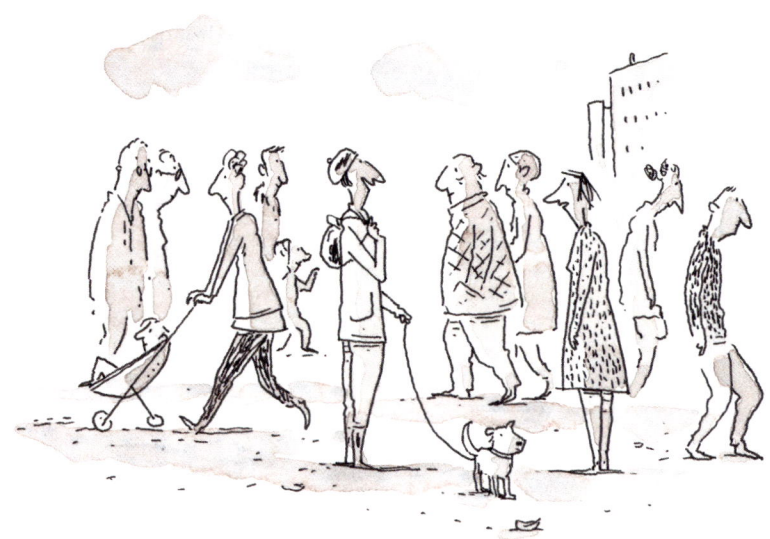

»Gehts dir besser?« »Nein.« »Du siehst aber gut aus.«

Lebensweisheiten

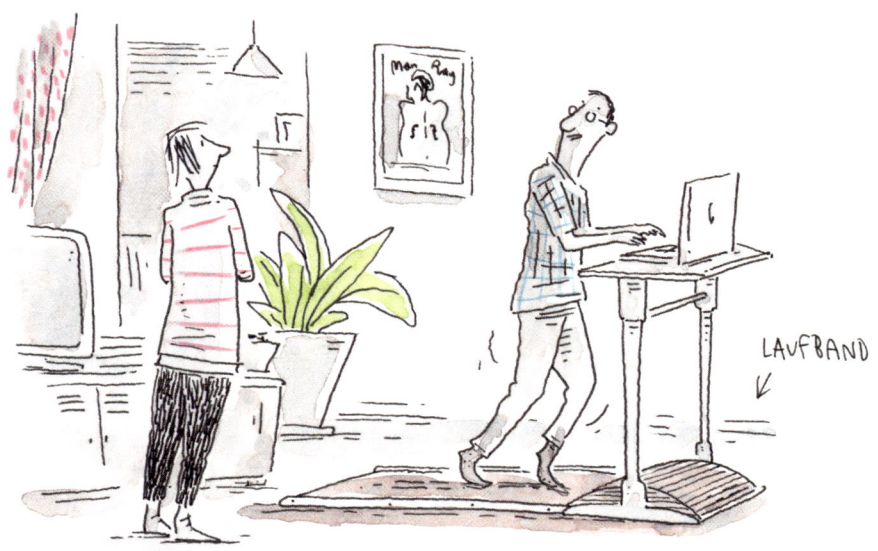

»Sitzen ist das neue Rauchen!«

Überraschende Mails

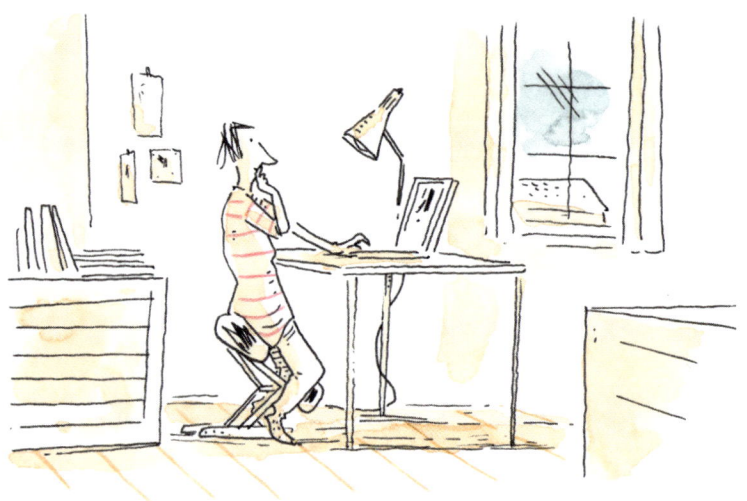

»Ein Freund isst jeden Morgen auf nüchternen Magen
zwei ganze weiße Pfefferkörner, und seine Schmerzen sind wie weg.«

Überraschende Behandlungsmethoden bei der Osteopathin

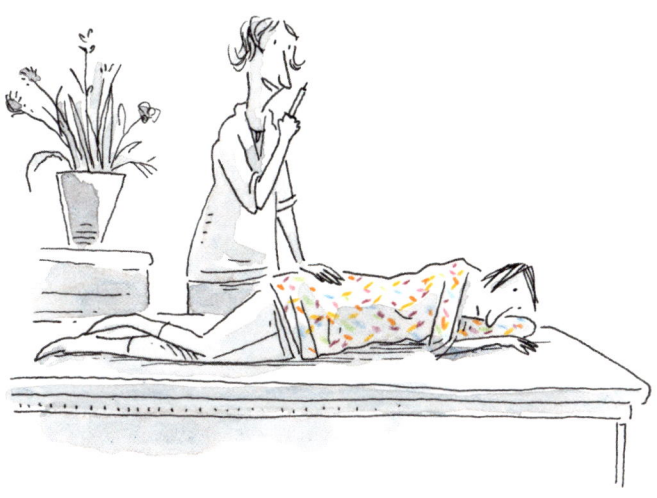

»Ich gebe Ihnen jetzt mal eine Vitamin-B-Spritze.«

Neue Therapieformen ausprobieren

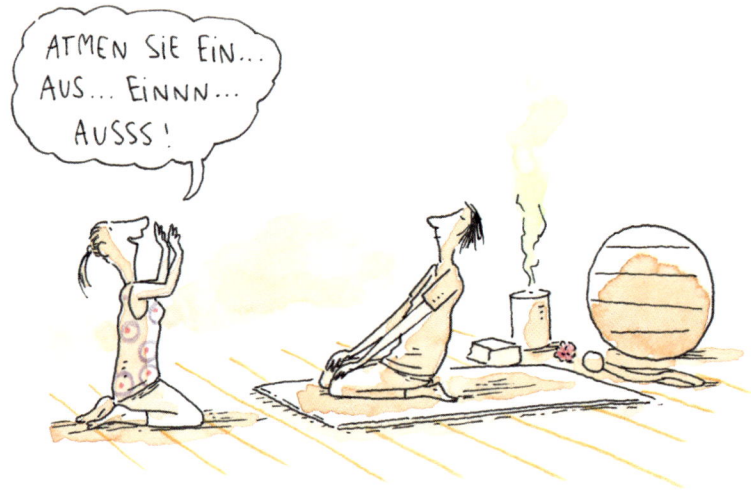

»Sie müssen den Schmerz wegatmen.
Jetzt halten Sie die Luft an, solange Sie können.«

Verzweifelt und gleichzeitig offen für alles

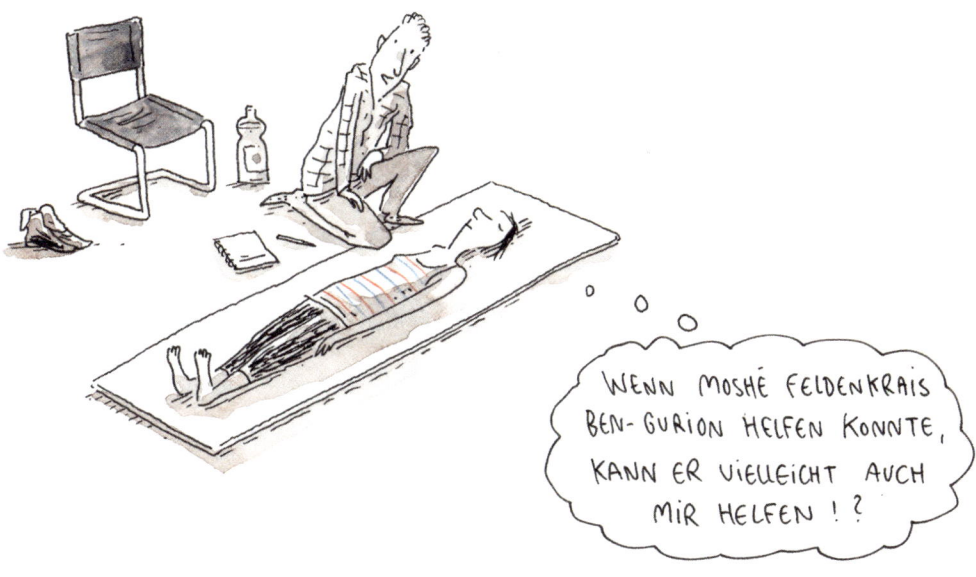

»Wenn Sie sich nicht bewegen können, müssen Sie die Bewegung denken!«

Ganzheitliches

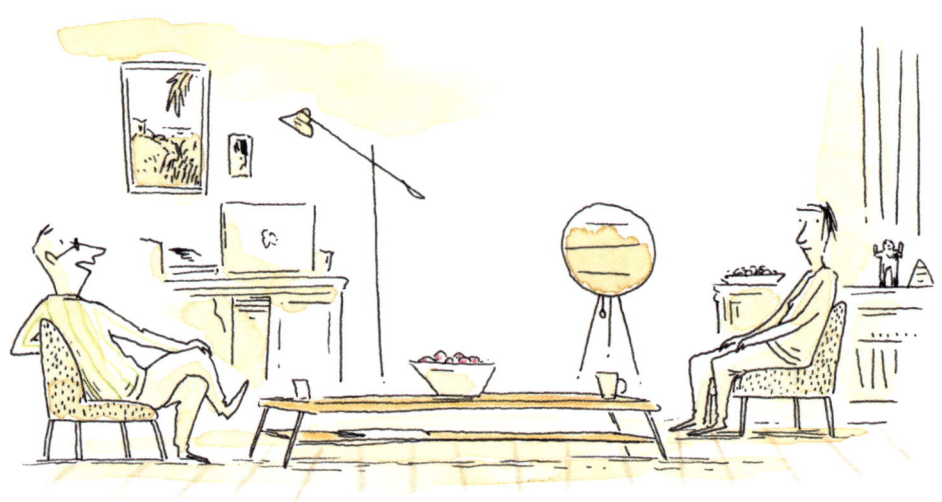

»Essen Sie auf keinen Fall Fleisch, am besten, Sie ernähren sich vegan!«

Fernöstliches

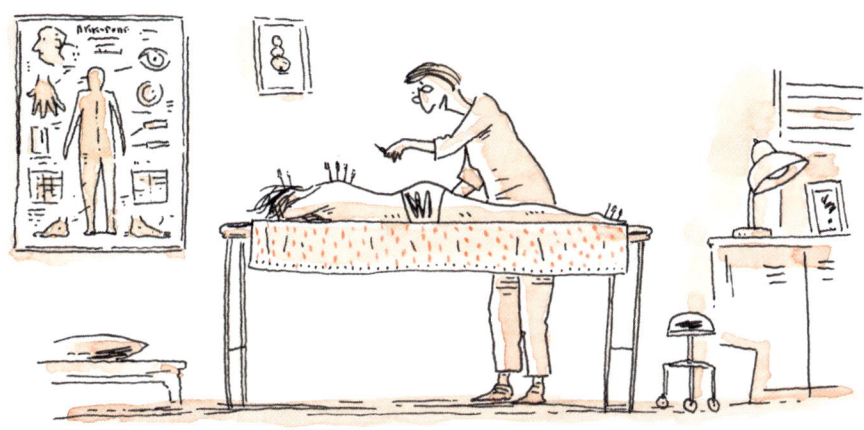

»Ihr Dasha ist das Vata, also Element Luft. Es ist erhöht. Sie müssen es ausgleichen und möglichst warm essen. Gerne Fleisch, aber möglichst von Tieren, die sich in Trocken- und Waldgebieten aufhalten.«

Die Fachwelt ist sich uneinig

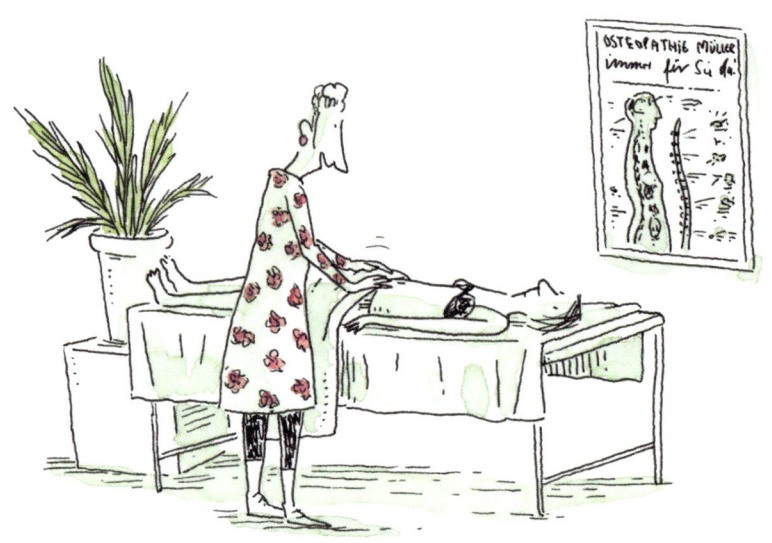

»Essen Sie ruhig Fleisch, aber niemals von Säugetieren!«

Die Lösung scheint zum Greifen nah

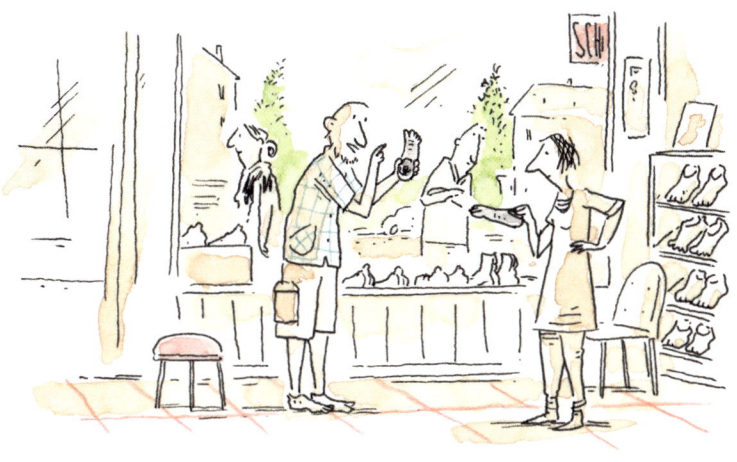

»Warum humpeln Sie? Haben Sie Rückenschmerzen? Kaufen Sie sich Barfußschuhe, und ich verspreche Ihnen, Sie sind in zwei Wochen schmerzfrei.«

In der Schmerztherapie

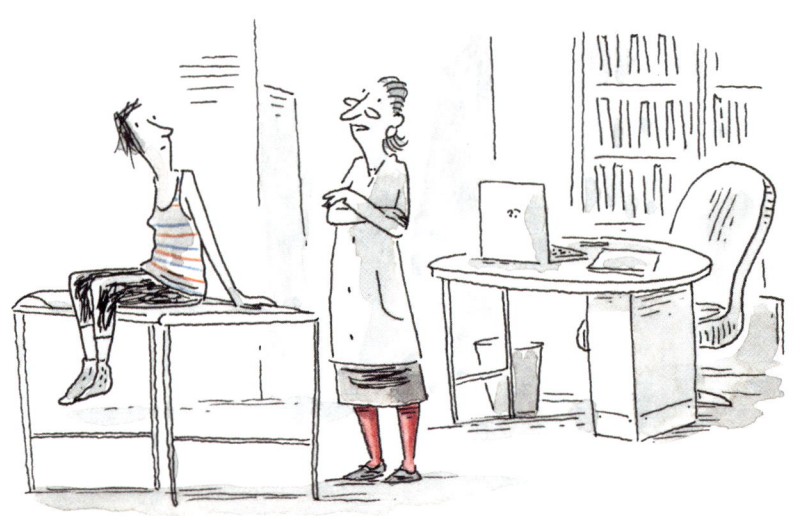

»Der Schmerz möchte Ihnen was sagen.«

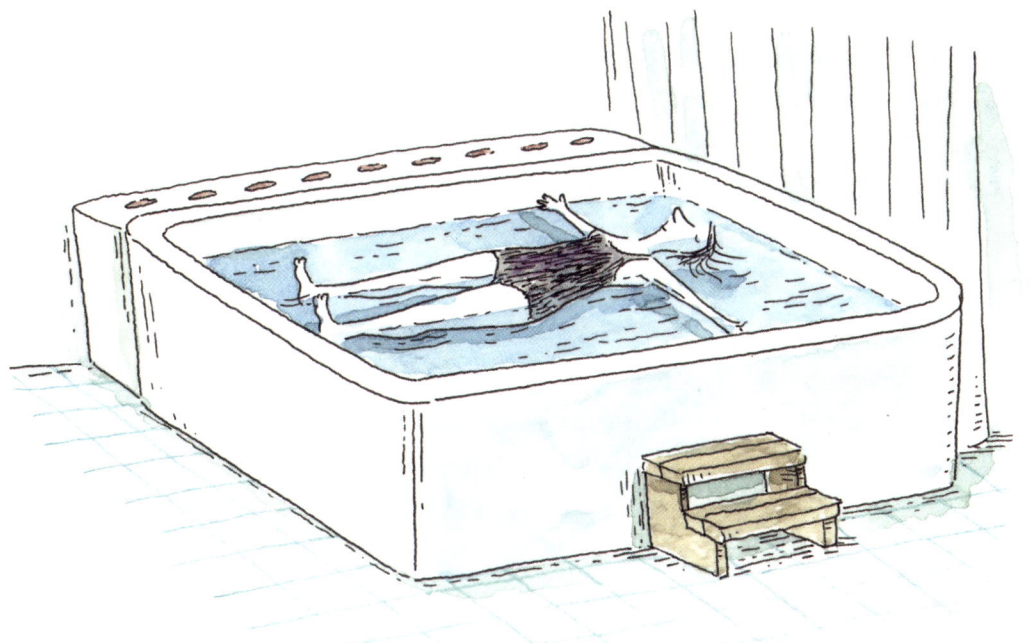

Ratlos

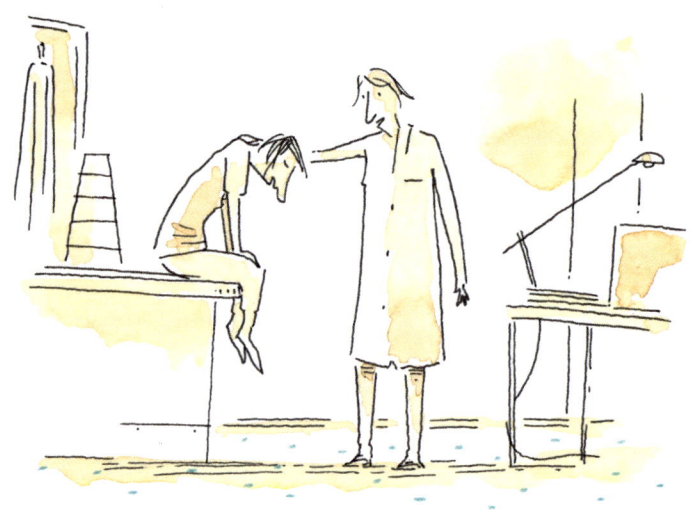

»Ich verschreibe Ihnen Opiate.«

In der Tageszeitung »Die neue Volkskrankheit!«

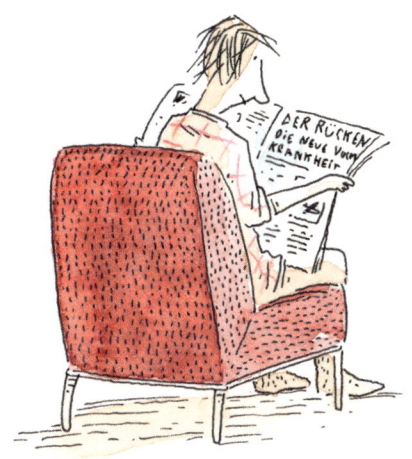

Ich bin viele.

Erkenntnisse: Die Freunde werden weniger

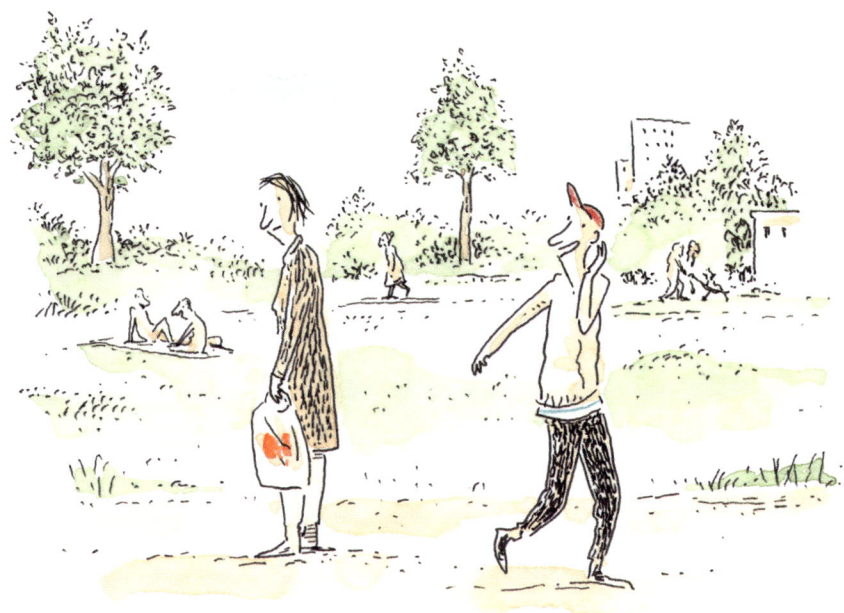

»Melde dich, wenn du was brauchst.«

Überraschungen: Neue kommen hinzu

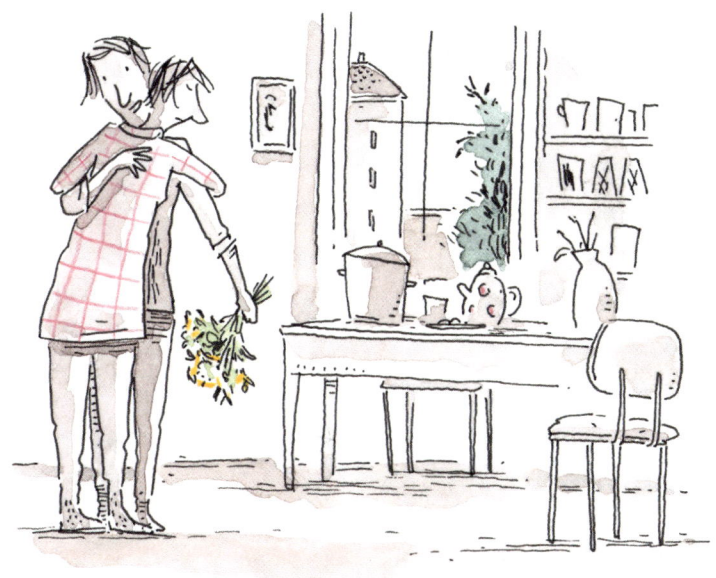

»Ich hab dir Suppe mitgebracht.«

Einige sind besonders hartnäckig

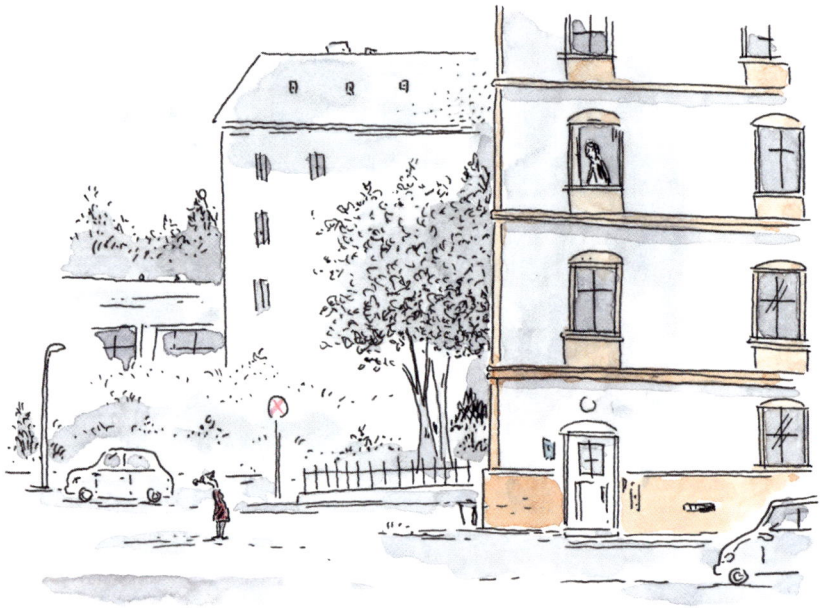

»Jetzt komm schon runter, und wir gehen spazieren, keine Widerrede.«

Zum Glück

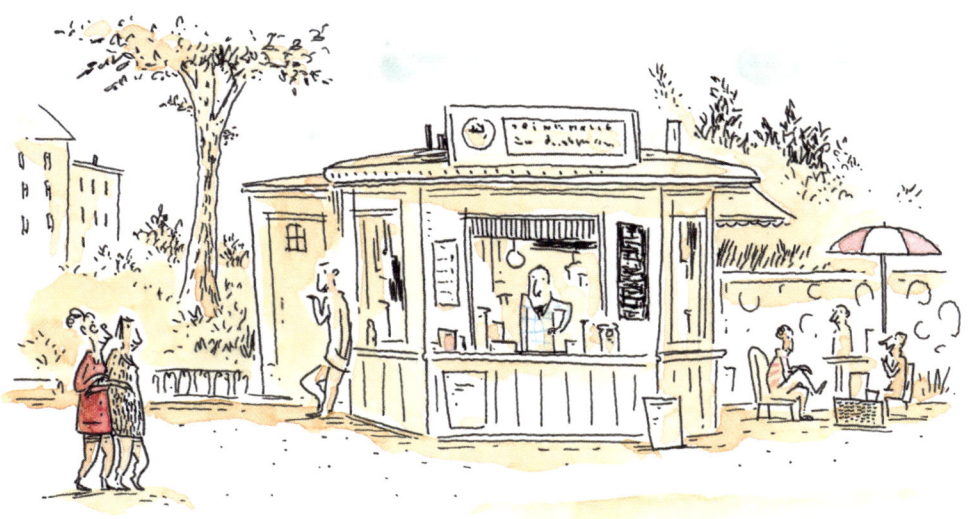

»Und wenn du wieder sitzen kannst, gehen wir ins Kino.
Komm, jetzt holen wir uns erst mal einen Kuchen.«

Neue Sportarten testen: Nordic Walking

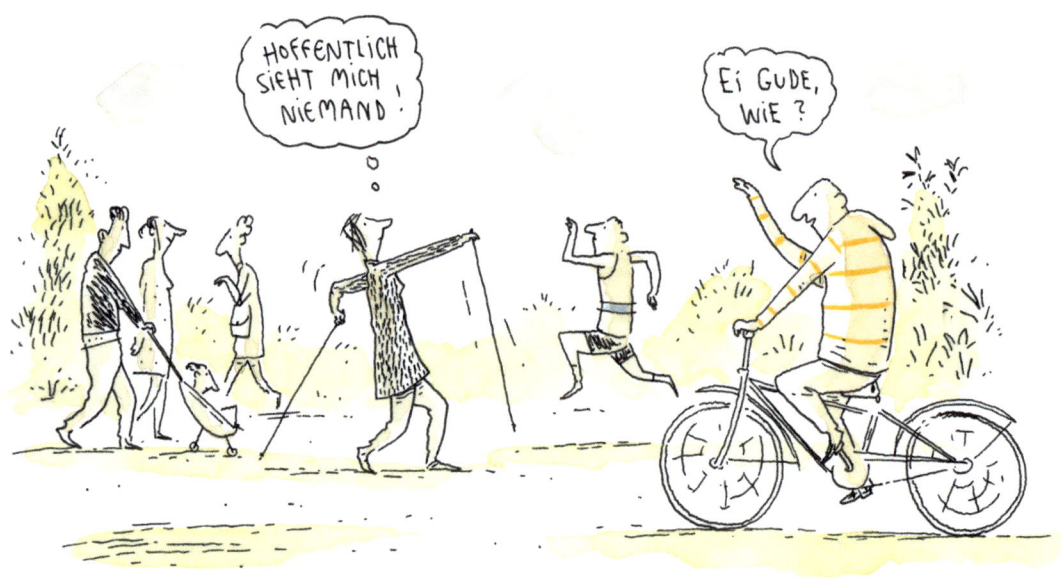

»Nicht hingucken, nicht beachten, nicht aufgeben, einfach weiterlaufen.«

Neue Sportarten testen: Wassergymnastik

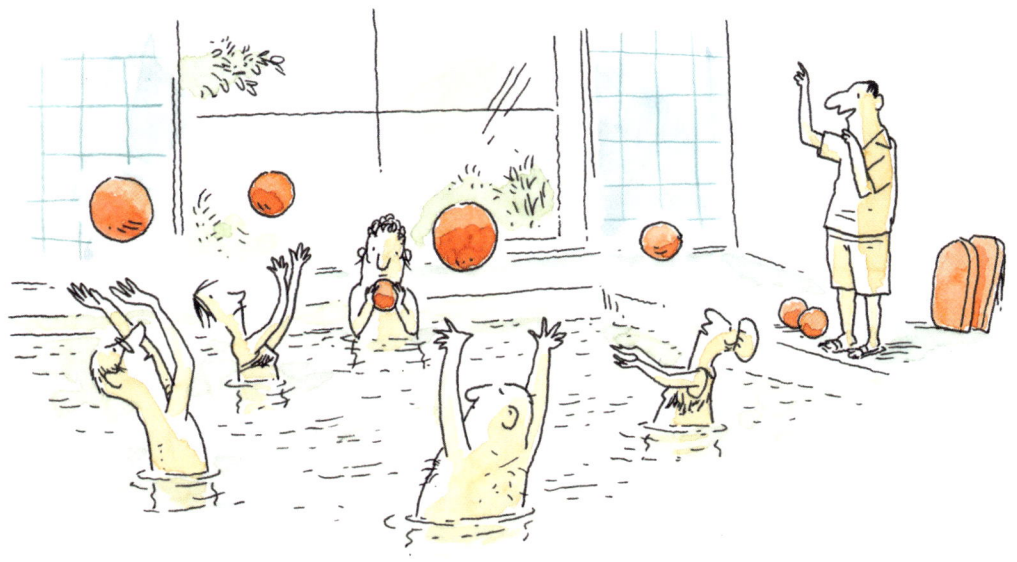

»Und jetzt werfen wir den Ball in die Luft und fangen ihn wieder auf.«

Neue Sportarten testen: Rückenschwimmen

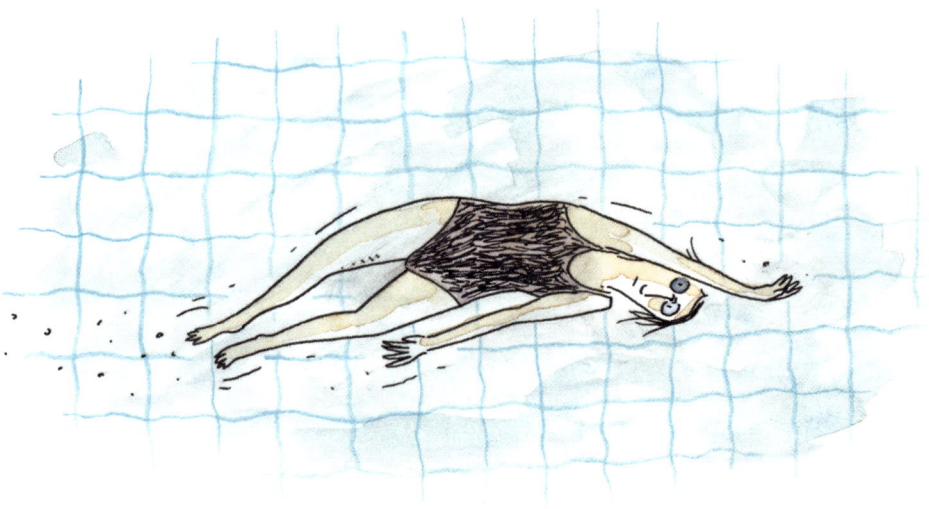

»Wissen Sie, dass es im Schwimmbad für Rückenschwimmer extra Markierungen an der Decke gibt, damit man weiß, wann die Bahn zu Ende ist?«

Man lernt nie aus

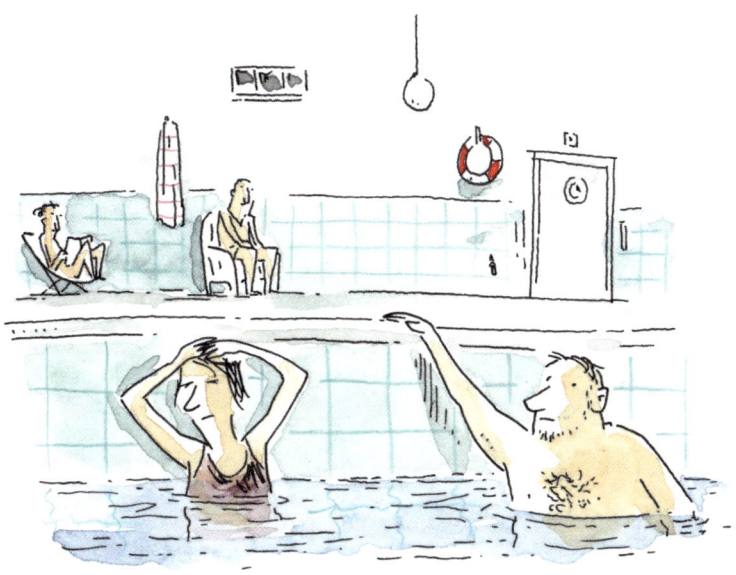

»Wusste ich nicht!«

Dranbleiben

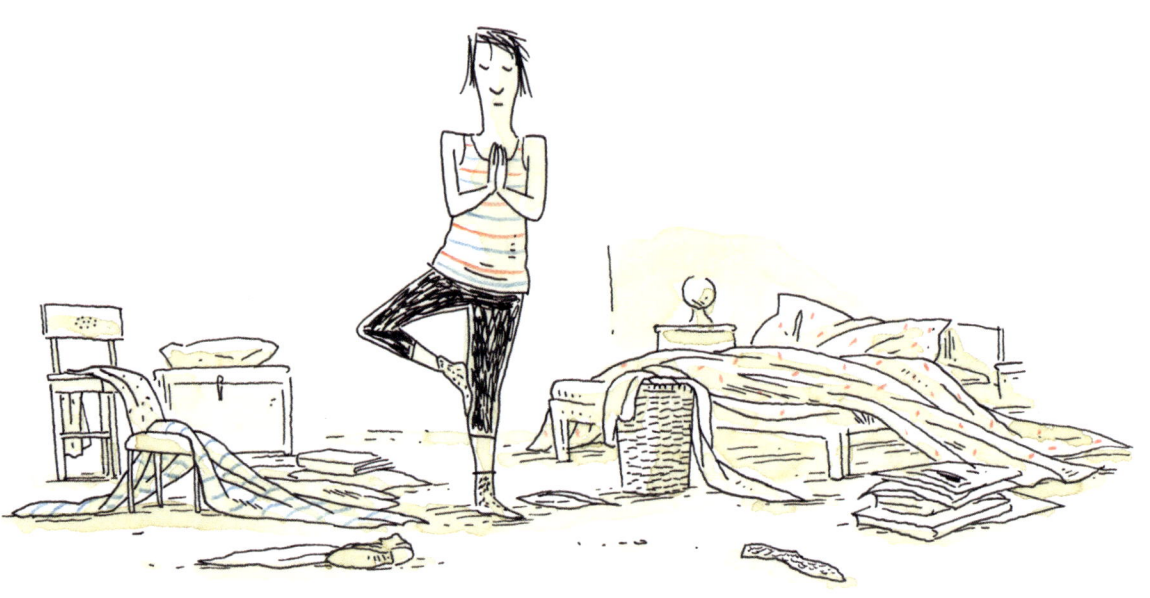

»Die Antworten sind in dir. Die Lösungen sind in dir.«

Weitermachen

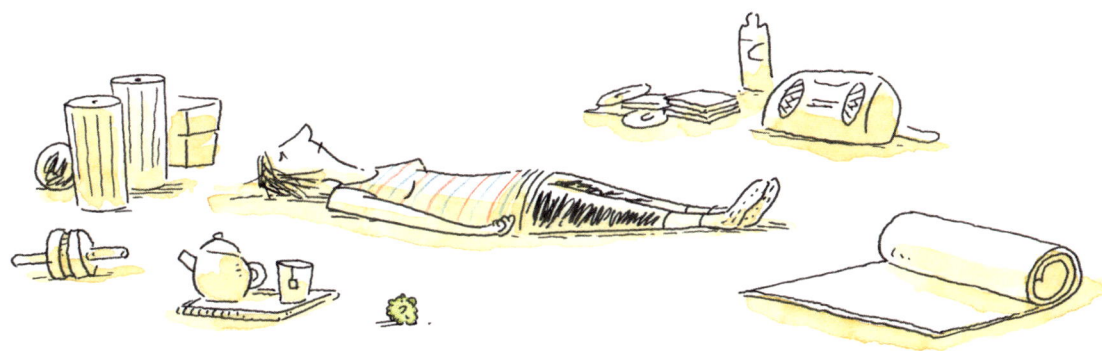

»Machen Sie ein kleines Gesicht, und dann ein großes Gesicht.«

Dann kommen sie, die besseren Tage …

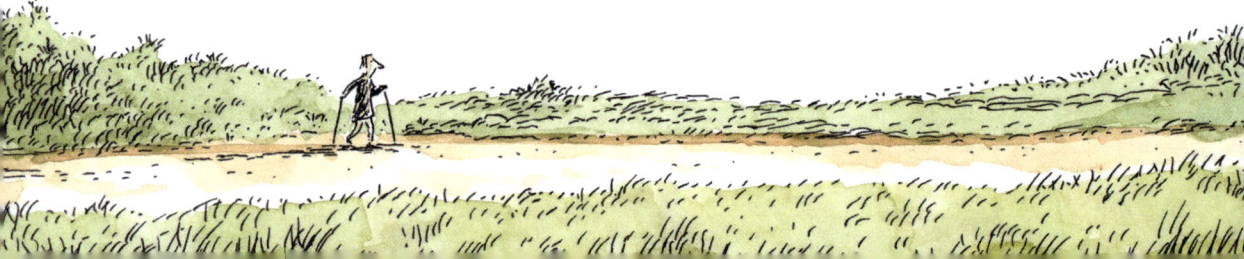

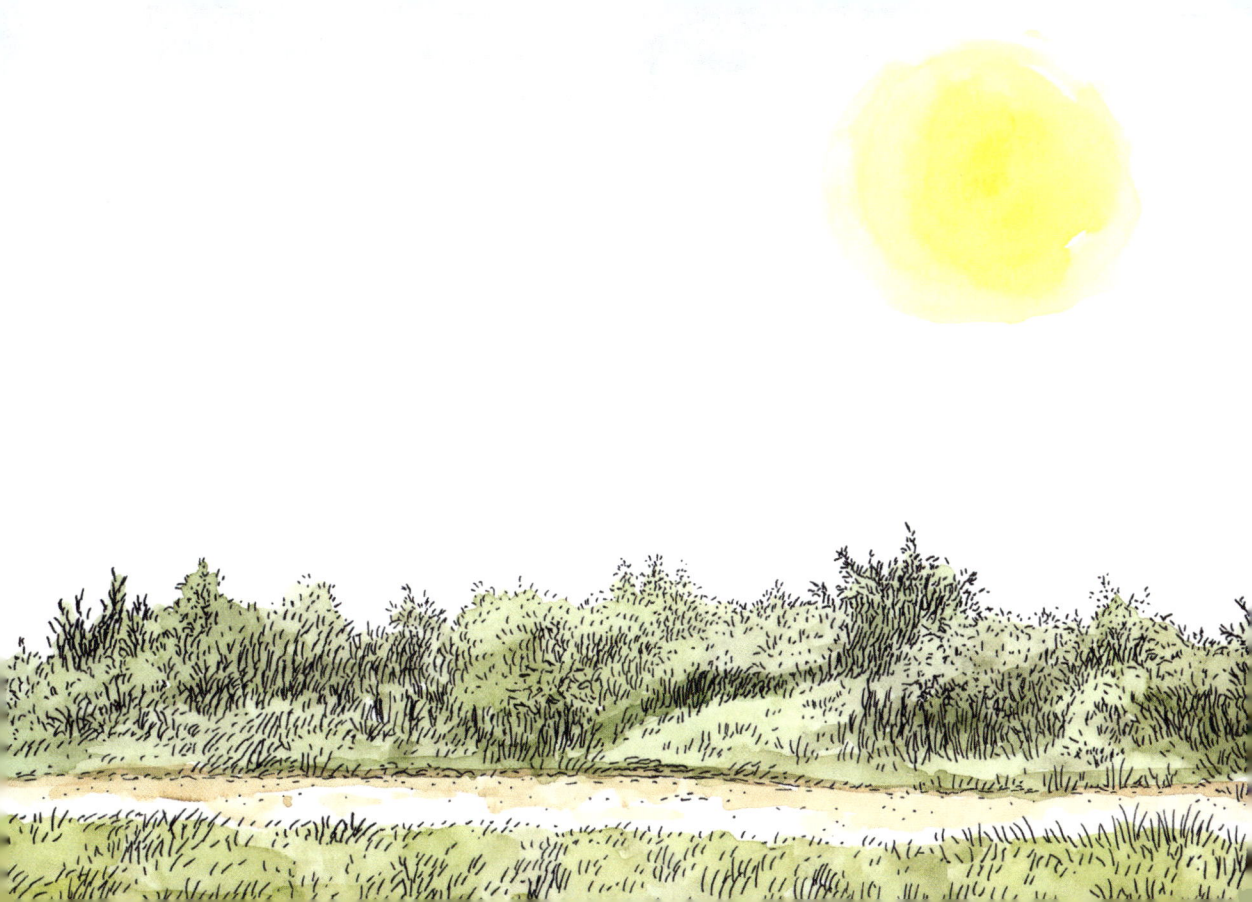

Fortschritte 1

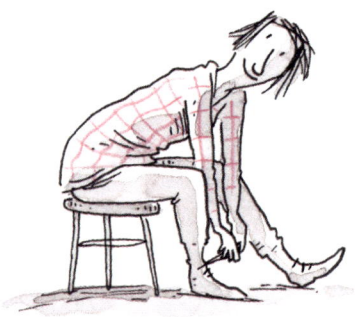

»Saustark, ich kann meine Schuhe wieder alleine anziehen.«

Fortschritte 2 (manche behalte ich für mich)

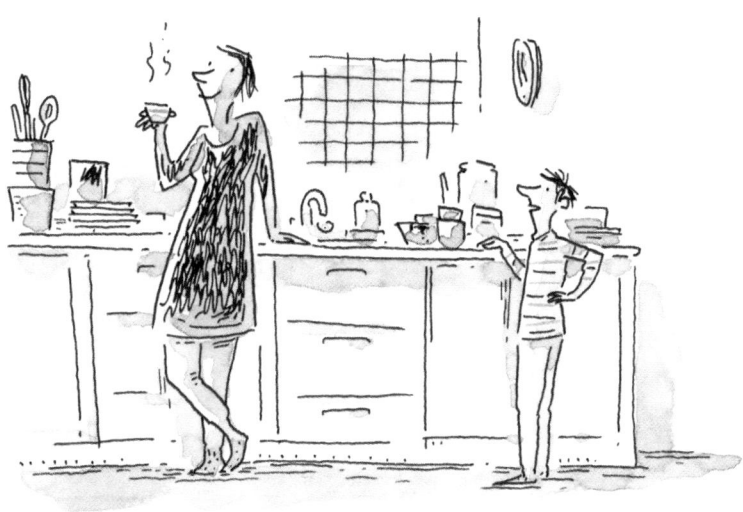

»Soll ich die Spülmaschine ausräumen?«

Anschaffungen

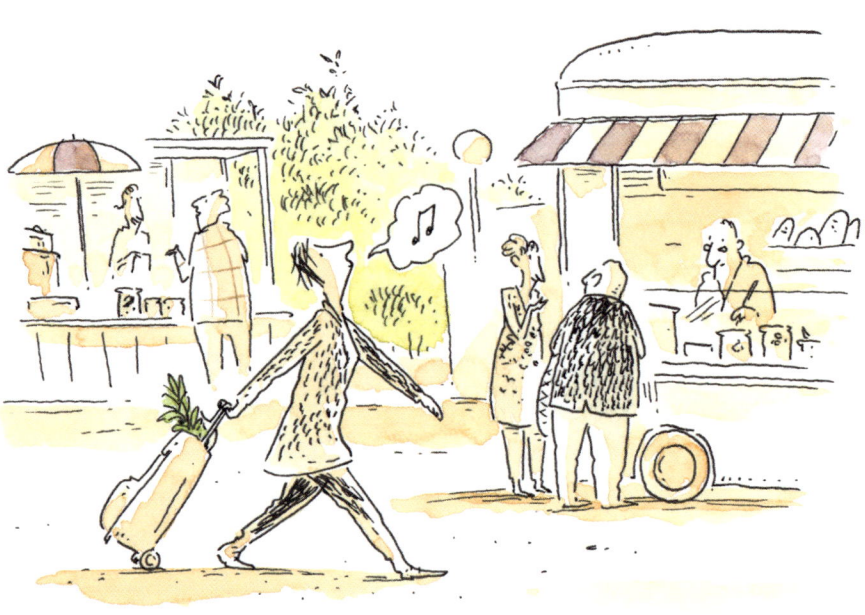

Zuversicht

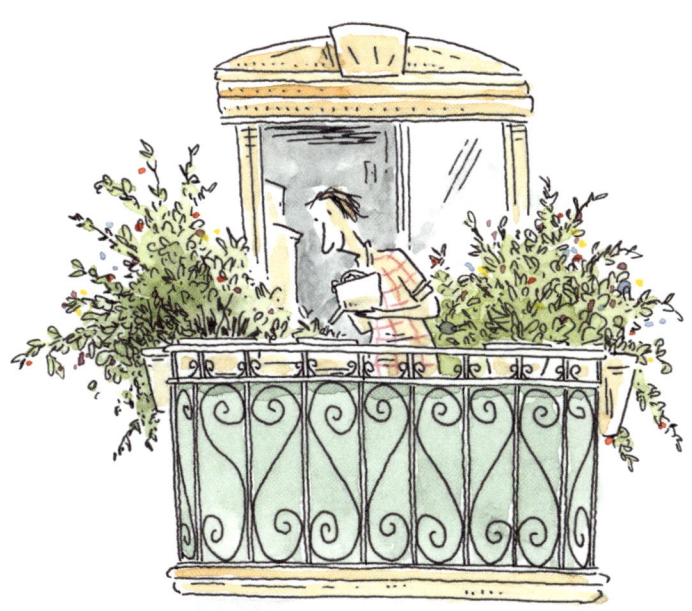

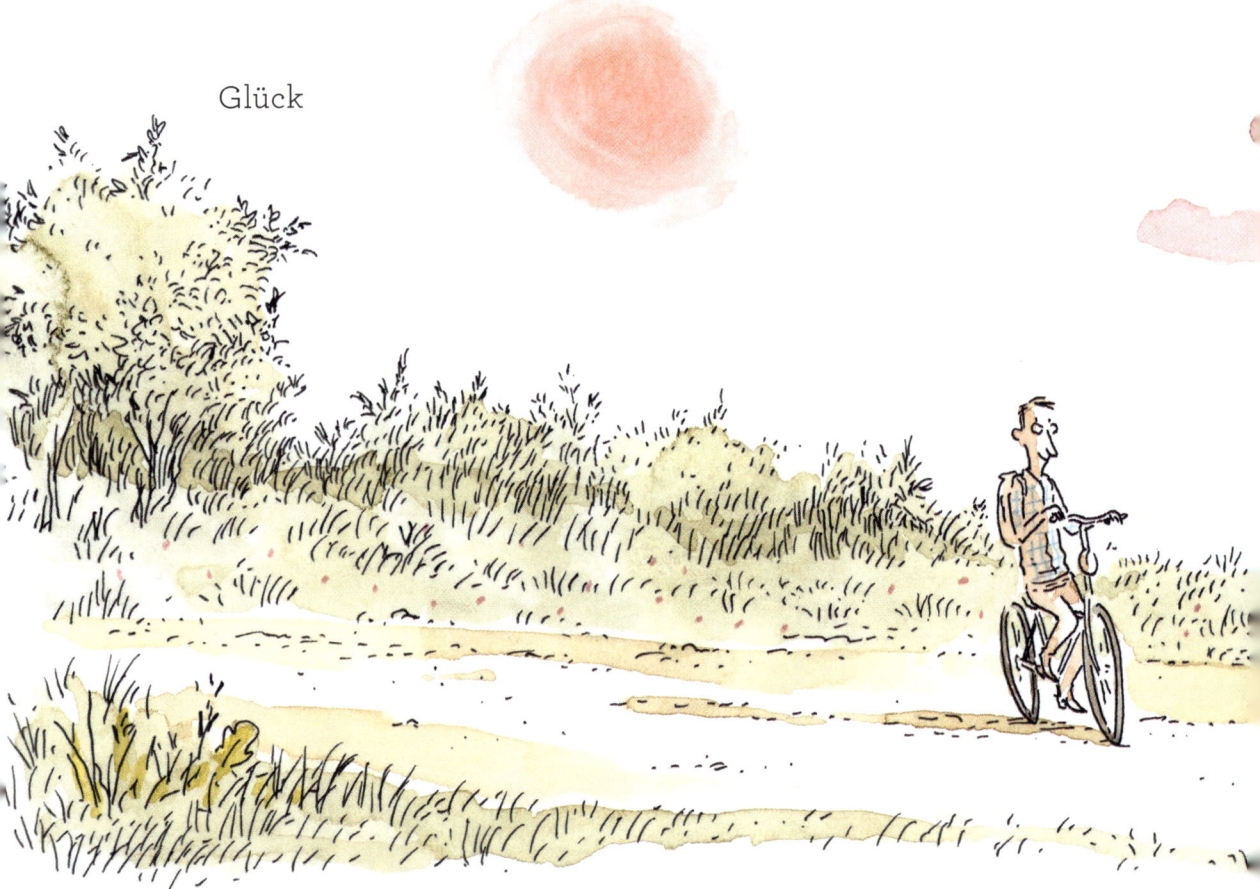

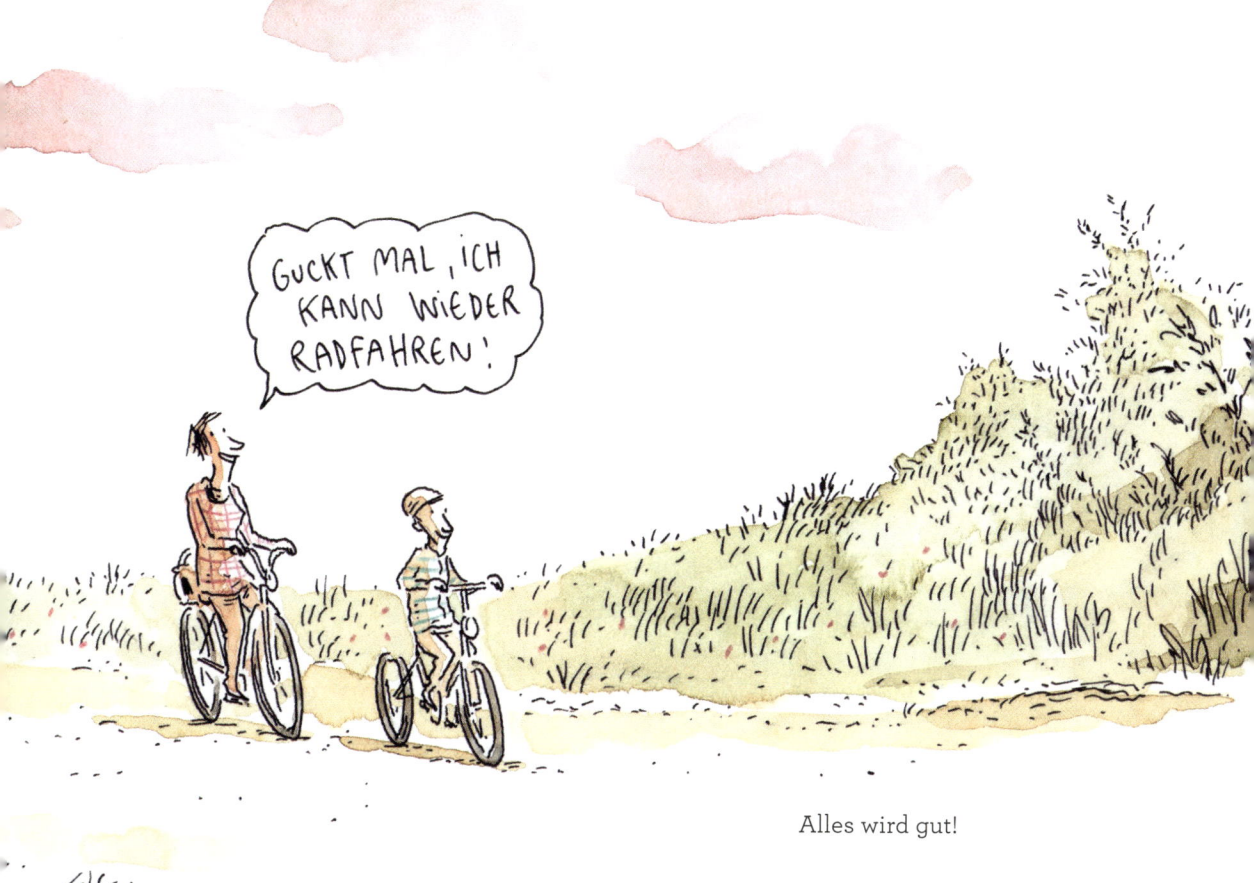

Alles wird gut!

Ich danke allen Freundinnen und Freunden,
die sich nicht haben abwimmeln lassen. (M. P.)

Ich danke der Hessischen Kulturstiftung, die diese Buchidee im Rahmen
des Kulturförderprogramms 2020 als Arbeitsstipendium unterstützt hat. (P. W.)

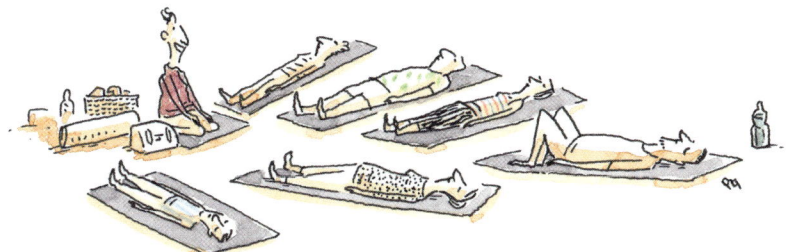

Über die Autorin / Über den Illustrator:

Moni Port, 1968 geboren, studierte nach ihrer Ausbildung zur Buchhändlerin Kommunikationsdesign in Mainz und arbeitete über 20 Jahre als selbstständige Illustratorin, Grafikerin, Umschlaggestalterin und Autorin in der Labor Ateliergemeinschaft in Frankfurt am Main. Seit November 2020 betreibt sie ihr eigenes Atelier mit dem Namen *studio soundso* im Frankfurter Nordend. Sie hat zahlreiche Bücher illustriert, darunter – mit der Labor Ateliergemeinschaft – die *Kinder Künstler Kritzelbücher*. *Das mutige Buch* und *Das schlaflose Buch* hat sie geschrieben und gezeichnet. Die Illustrationen zu Andrea Gerks Büchern *Fünfzig Dinge, die erst ab fünfzig richtig Spaß machen* sowie *Ich bin da mal raus* stammen auch von ihr.

Philip Waechter, 1968 geboren, studierte Kommunikationsdesign mit dem Schwerpunkt Illustration in Mainz und gründete 1999 mit Anke Kuhl und Moni Port die Labor Ateliergemeinschaft in Frankfurt am Main. Er illustriert und schreibt seit vielen Jahren Bücher für Kinder und Erwachsene, unter anderem *Sohntage,* den Comic *Toni. Und alles nur wegen Renato Flash,* das Bilderbuch *Ein Tag mit Freunden* oder – gemeinsam mit der Labor Ateliergemeinschaft – die *Kinder Künstler Kritzelbücher* und *Ich so du so*. Viele seiner Arbeiten wurden ausgezeichnet oder in andere Sprachen übersetzt. Philip Waechter lebt mit Moni Port und dem gemeinsamen Sohn in Frankfurt am Main.

#siemüssendenschmerzwegatmen // www.laborproben.de // www.portschau.de

1. Auflage September 2021
2. Auflage Oktober 2021
3. Auflage November 2021
4. Auflage Dezember 2021

Alle Rechte vorbehalten
Copyright © 2021 by Kein & Aber AG Zürich – Berlin
Umschlaggestaltung: Moni Port unter Verwendung
einer Illustration und Handlettering von Philip Waechter
Satz: Ulrike Groeger
Druck und Bindung: CPI books GmbH, Ulm
ISBN 978-3-0369-5854-5

www.keinundaber.ch

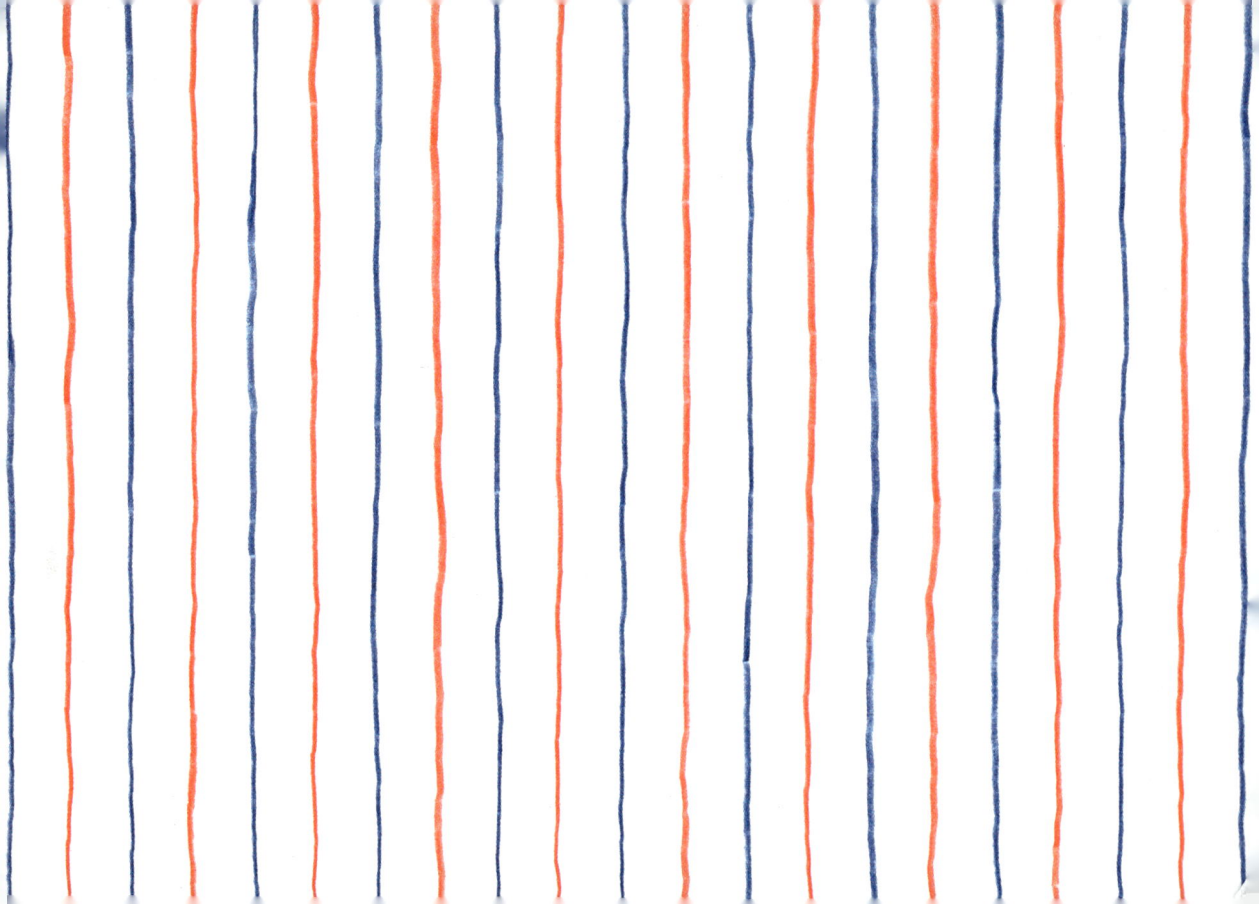